第1章 実習のポイント

第2章 観察・アセスメントに必要な基礎知識

第3章 実習でよく出合う症状・疾患

第4章 実習でよく行うケア

プチナース

小児
看護実習
クイックノート

監修 池西静江
著 四俣芳子

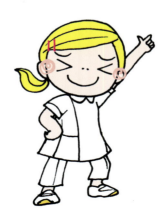

照林社

監修 **池西靜江** Office Kyo-Shien 代表／鹿児島医療技術専門学校 顧問

著 **四俣芳子** 鹿児島医療技術専門学校看護学科 専任教員

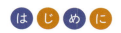

はじめに

　臨地実習はみなさんにとっては「学習の場」です。しかし、患者さんにとっては「生命をかけた生活の場」です。病気のために、つらい、不安な日々を送っている患者さんがいます。そこで実習をさせていただくのですから、みなさんにもしっかりとした準備が必要です。

　「既習の知識や技術を活用して、今、自分ができる精一杯を尽くして看護する」のが臨地実習ですので、最も大切な準備は「既習の知識・技術」を引き出せるようにしておくことです。準備を周到にして、患者さんに満足していただける看護ができたとき、その「よろこび」は、これから看護職として仕事を続けていくときのエネルギーになるはずです。

　本書は、その手助けをするものです。それぞれの臨地実習でよく活用する知識を、臨地実習で指導している教員たちが、わかりやすくまとめました。本書を臨地実習に携帯しておけば、安心です。きっとみなさんの助けになります。

　既習の知識をもって、臨地実習に臨む、そこから患者さんの看護がみえてきます。

2018年4月

池西靜江

CONTENTS

第1章 ここがポイント！小児看護学実習 ……… 1

特徴とねらい ……… 2
実習場所の特徴 ……… 3
対象者の特徴 ……… 4
実習記録のポイント ……… 6

第2章 観察・アセスメントに必要な基礎知識 ……… 9

成長・発達の原則 ……… 10
形態的成長・発達のめやす ……… 12
身体発育の評価方法 ……… 14
機能的成長・発達のめやす ……… 16

第3章 実習でよく出合う 症状・疾患のポイント ... 25

発熱 ... 26

脱水 ... 27

下痢 ... 28

嘔吐 ... 30

けいれん ... 31

かぜ症候群 ... 33

急性細気管支炎 ... 34

肺炎 ... 35

マイコプラズマ肺炎 ... 36

気管支喘息 ... 37

心室中隔欠損症 ... 43

川崎病（KD） ... 44

アレルギー性紫斑病 ... 45

白血病 ... 46

急性糸球体腎炎 ... 48

ネフローゼ症候群 ... 49

尿路感染症 ... 52

1型糖尿病 ... 53

感染症 ... 58

精神的問題 ... 64

第4章 実習でよく行う ケアのポイント 65

発達段階に応じたコミュニケーション 66

バイタルサイン測定 68

身体測定 76

沐浴 77

シャワー浴 77

おむつ交換 78

安全対策 80

与薬 81

輸液療法 83

栄養 89

酸素療法 96

吸入 98

苦痛などへの援助方法 101

退院時の指導 103

急変時の対応 104

参考文献 109

小児の検査基準値 111

予防接種 112

略語一覧 116

索引 119

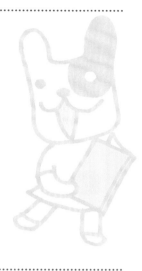

- 本書で紹介している治療・ケア方法などは、実践により得られた方法を普遍化すべく努力しておりますが、万が一本書の記載内容によって不測の事故等が起こった場合、著者、出版社はその責を負いかねますことをご了承ください。
- 本書に記載している薬剤・器機等の選択・使用方法については、出版時最新のものです。薬剤等の使用にあたっては、個々の添付文書を参照し、適応・用量等は常にご確認ください。
- 本文中の製品の商標登録マークは省略しています。

[装丁]ビーワークス
[本文デザイン・DTP]林慎悟(D.tribe)
[表紙・本文イラスト]ウマカケバクミコ
[本文イラスト]安田ナオミ、今崎和広、村上寛人、日の友太

本書の特徴と使い方

- 本書は、小児看護学で学ぶべきことから、特に「**実習中で必要とされる知識**」に絞ってまとめています。
- この一冊を実習時に携帯しておくことで、ケアを実施するとき、アセスメントをするとき、実習指導者に質問されたときなど、実習中のあらゆる場面で役立ちます。

実習でよく質問される内容は マークつき

機能的成長・発達のめやす

▶ 循環器系の発達

【脈拍・心拍】
- 年齢が低いほど、脈拍数は多くなる。

 心臓の1回拍出量が少ないので、心拍数で補うため

特に気をつけたいポイント・大切なポイントは マークつき

 アラーム防止のため、特に、検査時やトイレ歩行時、洗髪時、コンセントを抜いたときはバッテリーの残量を確認することが大切である

 本書に実習中に気づいたこと、見学した内容、質問された内容なども書き加えて、オリジナルの実習ノートにしましょう！　そうすることで国試対策にも使える一冊になります

第1章
ここがポイント！小児看護学実習

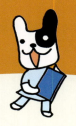

小児看護学実習では主に、
乳児期から思春期の子どもを受け持ちます。
成人期へ移行する時期であり、
どのように成長・発達していくかを把握しておくことが、
大切になります。

小児看護学実習の
特徴とねらい

- 小児は成長・発達の途上にあります。さまざまな機能が未熟で予備力や適応力に乏しいため、抵抗力が弱く、感染を受けやすい状態です。容易に状態が悪化しやすく、致命的となる場合もあります。
- 年少になるほど判断能力が乏しく、自ら危険を察知することができません。一方、入院時は患児だけでなく家族も付き添います。そのため、小児看護学では、患児と家族を1つのユニットと考え、看護の対象としてとらえます。
- 成長・発達段階をふまえた患児の病態をアセスメントし、検査・治療を理解したうえで、「今、患児にとって何が大変か、一番つらいかを考え、具体的な援助を実践する」ことが、小児看護学実習で必要な看護になります。

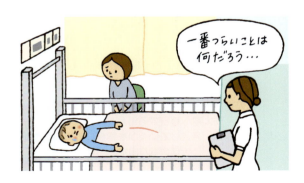

小児看護学実習の
実習場所の特徴

●少子化に伴い、小児病棟での入院患児中心の実習のあり方から、地域での継続看護の視点が重視されています。そのため、実習施設は多岐にわたります。

■ 主な実習場所

病院・施設	●一般病棟 ●NICU（新生児集中治療室）：24時間継続して重症新生児の呼吸・循環・代謝などの管理ができるチーム・設備・システムのある施設 ●GCU（新生児治療回復室）：NICUの後方病床 ●病院の外来 ●診療所 ●重症心身障害児施設 ●乳児院
地域に関連する施設	●養護学校 ●保育所 ●幼稚園 ●小学校 ●中学校 ●地域の子育て支援センター ●学童保育 ●児童相談所　など

小児看護学実習の
対象者の特徴

① 乳児期

新生児期を含めて
生後1年未満

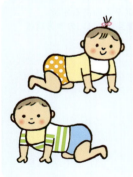

- **身体発育**が著しい
- 母体からの移行免疫が減少し、**感染症罹患**の危険が大きい
- 母乳栄養から**離乳食**へ移行する

② 幼児期

1〜6歳

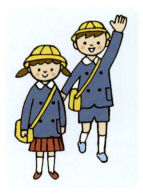

- **自立独歩**を開始し、ことばの発達などの**精神・運動機能の発達**が著しい
- **基本的生活習慣**を確立していく
- **免疫**を獲得していく

小児の発達段階は、「新生児期」「乳児期」「幼児期」「学童期」「青年期（思春期を含む）」に分けられます。ここでは実習でよく受け持つ下記の4つの段階をおさえましょう。

③ 学童期

6〜12歳

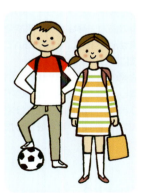

- 身体面は安定してくる
- 学校生活を通じて**社会性**が発達していく

④ 青年期（思春期を含む）

12歳〜成熟まで
（思春期は12〜18歳）

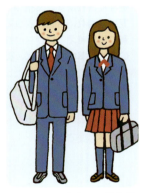

- 子どもから大人への移行期
- **第二次性徴**が出現し、急激な身体成長を遂げる
- 身体面・精神面の変化が著しい

小児看護学実習の
実習記録のポイント

実習記録でよく挙がる悩みについて、ポイントを紹介します。

悩み 〉アセスメントの視点がわからない

ポイント 患児と家族は1つのユニットと考えよう

- 小児が入院すると、母親（家族）は小児に付き添う入院生活を余儀なくされます。父親（家族）は仕事と残されたきょうだいの育児に追われ、状況によっては祖父母の協力を得ながら、家族全員で乗り越えていかなければなりません。また、母親が働いていれば仕事の調整など、影響は多岐に及びます。
- 付き添っている家族にとっても、患児の病気の心配や慣れない入院生活で身体的・精神的負担が増し、不眠や疲労、食事の不摂生などから体調を崩す場合もあります。看護者は患児だけでなく、家族への労いの声かけや体調の確認など、家族を含めた看護が必要です。

> 家族から普段の患児の様子を聞くのも、アセスメントの手助けとなります

> 悩み　情報収集やアセスメントが難しい

ポイント：成長・発達段階をふまえて患児の状態をアセスメントしよう

- 小児は、日々、成長します。年少であればあるほど、昨日できなかったことが今日できるようになります。そのため、はじめに、受け持ち患児の発達段階、発達課題を理解することが大切です。次に、患児が形態的・機能的・心理社会的に、正常な発達を遂げているのかを評価しましょう。
- 発達面が理解できたら、患児の疾患について理解を深めていきましょう。はじめに病態生理を学習します。次に、なぜ罹患したのか（原因）、これからどうするのか（検査・治療）について学習していきます。疾患を理解することで、現在の症状と結び付けることができ、検査・治療のエビデンス（根拠）の理解が深まります。

■エリクソンによる発達課題と発達危機

	発達課題	発達危機
乳児期	基本的信頼	不信
幼児初期	自律感	恥・疑惑
幼児期	自発性	罪悪感
学童期	勤勉性	劣等感
青年期	アイデンティティの確立	役割の拡散

| 悩み | 患児が何を考えているのかわからず、具体的な看護計画を立てるのが難しい |

| ポイント | 自分だったらどうしてほしいか考えて計画を立てよう |

- 患児にとって、今一番、何が苦痛なのでしょうか。その苦痛を少しでも軽減させることが大切です。
- 実習では、常に、自分だったらどうしてほしいかという視点で考えることが大切です。どこか痛いところはないか、咳嗽などで苦しくないか、食事はとれているか、眠れているか、薬は飲めているかなど、入院生活で患児が苦痛に感じているところを援助することが大切です。毎日の行動計画の目標には、そこに着目した内容が挙がってくるはずです。
- 回復期になると行動が広がります。ベッドから飛び降りたり、点滴スタンドを倒しそうになったりします。そんなときは、安全面での目標が挙がってくるでしょう。
- 特に感染症の場合は、繰り返すことが多く、退院指導で何を伝えるかが大切です。手洗い・含嗽の習慣は入院中に身につける必要があります。指導のなかで目標を立てるのも効果的です。

第2章

観察・アセスメントに必要な基礎知識

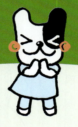

小児のアセスメントには、
まず、発達段階・発達課題の知識が必要です。
ここでは形態的・機能的な成長の原則を
おさえましょう。

成長・発達の原則

● 成長・発達には個人差があるが、一般的な原則は次のとおりである。

■ **成長・発達の一般的な原則**

順序
● 成長・発達には順序があり、ほぼ一定の順序で進む。
● 進み方は連続的で、速度は一定ではない。

<基本的方向>
❶ 頭部から尾部(頭から足)に向かって進む。
❷ 近位から遠位(体の中心から末梢)に向かって進む。
❸ 粗大な動きから微細な動きへ進む。

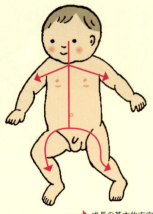

→ 成長の基本的方向

時期
● 特定の器官・機能の成長・発達には重要な時期(臨界期)がある。

■ スキャモンの各器官別発育曲線

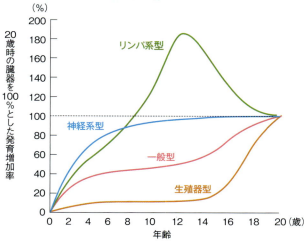

器官	発育部位	発育・発達の特徴
リンパ系型	免疫力を向上させる扁桃、リンパ節などの分泌組織の発育	12歳ごろに比較的急速な発育を経て、20歳ごろに完成する
神経系型	脳、脊髄、感覚器などの神経組織の発育	14歳ごろにある程度完成する
一般型	骨格、筋肉全体、各臓器、血液量など体幹の発育	徐々に発育するが、幼児期、思春期に発育が著しい時期がある
生殖器型	子宮、卵巣、睾丸、前立腺などの生殖器の発育	15歳ごろから急激に発育する

形態的成長・発達のめやす

【体重・身長など】

■体重・身長・胸囲・頭囲の月齢・年齢による変化のめやす

月齢	体重	身長	胸囲	頭囲
出生時	3kg	50cm	32cm	33cm
生後3か月	6kg 2倍	—	—	—
1歳	9kg 3倍	75cm 1.5倍	胸囲≒頭囲 男子46cm 女子45cm	
4〜5歳	15kg 5倍	100cm 2倍	胸囲＞頭囲	

※倍数は出生時を基準としている。

■乳児の1日の体重増加量

生後1〜3か月	25〜30g
3〜6か月	20〜25g
6〜9か月	15〜20g
9〜12か月	7〜10g

【骨格】

- 新生児は頭蓋骨の縫合が完成しておらず、小泉門、大泉門という開いた部分がある。
- 骨年齢は骨の発育を手根骨の形成状態でみるもので、小児の身体的成熟度の指標となる。手根骨の化骨数のめやすは、年齢に1を加えた数、または年齢数に等しくなる。

■小泉門と大泉門の閉鎖時期

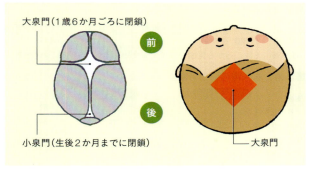

■手根骨

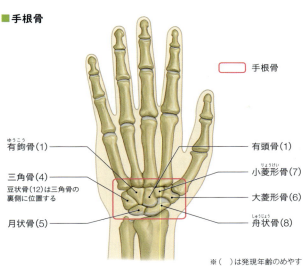

※(　)は発現年齢のめやす

【歯】
■乳歯と永久歯

	生え始める時期	生えそろう時期
乳歯	生後6〜8か月	2〜3歳(20本)
永久歯	6歳ごろから乳歯が抜けて生え始める	13歳ごろ(28本)

■乳歯と永久歯の萌出時期

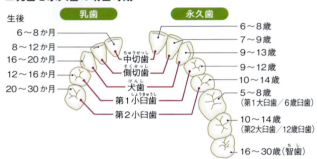

生後
- 6〜8か月
- 8〜12か月
- 16〜20か月
- 12〜16か月
- 20〜30か月

乳歯
- 中切歯
- 側切歯
- 犬歯
- 第1小臼歯
- 第2小臼歯

永久歯
- 6〜8歳
- 7〜9歳
- 9〜13歳
- 9〜12歳
- 10〜14歳
- 5〜8歳(第1大臼歯／6歳臼歯)
- 10〜14歳(第2大臼歯／12歳臼歯)
- 16〜30歳(智歯)

身体発育の評価方法

- 身体発育の評価方法には、主にパーセンタイル法、カウプ指数、ローレル指数、肥満度がある。

【パーセンタイル法(身長・体重の発育)】
- パーセンタイル値とは、全体を100として、小さいほうから数えて何番目になるかを示す数値である。
- 評価するための基準値は、厚生労働省による全国調査「乳幼児身体発育調査」(10年ごと)を用いる。
- 50を中央値とする。測定値を、上記のパーセンタイル値や曲線と比較して評価する。

■パーセンタイル法による評価基準

パーセンタイル値	評価基準
10〜90	正常
10未満もしくは90以上	発育上、今後の経過観察が必要
3未満もしくは97以上	発育に何らかの偏りがあると評価し、精密検査を実施

【カウプ指数】
●乳幼児の発育をみる。

$$\langle 体重[g] \div (身長[cm])^2 \rangle \times 10$$

14以下	やせぎみ
15〜17	標準
18以上	太りぎみ

カウプ指数はBMIと同じ値になります

【ローレル指数】
●学童・思春期の発育をみる。

$$\langle 体重[g] \div (身長[cm])^3 \rangle \times 10^4$$

100未満	やせすぎ
145前後	標準
160以上	肥満

【肥満度(%)】
●幼児以降の栄養評価をみる。

$$\langle 実測体重[kg] - 標準体重[kg] \rangle \times 100$$

標準体重	+15%〜-15%
肥満	学童:+20%以上、幼児:+15%以上
やせ	学童:-20%未満、幼児:-15%以下

機能的成長・発達のめやす

▶ 循環器系の発達

【脈拍・心拍】
- 年齢が低いほど、脈拍数は多くなる。

 根拠 心臓の1回拍出量が少ないので、心拍数で補うため

【血圧】
- 年齢が低いほど、血圧は低くなる。

 根拠 心拍出量が少なく、血管の弾力性が大きいため

▶ 呼吸器系の発達

- 年齢が低いほど、呼吸数は多くなる。

 根拠 体重当たりの酸素消費量が多いため

- **呼吸器系の疾患**に罹患しやすい。

 根拠 呼吸中枢が未熟、肺胞表面積が少ない、気管支が狭窄しやすい、感染しやすいためなど

■ 呼吸の型の推移と呼吸数の基準値のめやす

腹式呼吸	→	胸腹式呼吸	→	胸式呼吸
乳児 30〜40回/分		**幼児** 20〜30回/分		**学童** 18〜20回/分

横隔膜を使う腹式呼吸から、胸郭が発達するにつれて、胸式呼吸になっていきます

▶ 消化器系の発達

● 乳児期では、吐乳しやすい。

 胃の形が筒状で噴門括約筋が未発達のため

■ 胃の発達のめやす

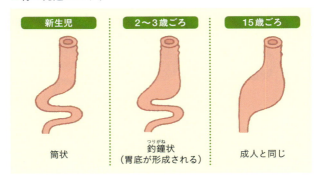

新生児	2〜3歳ごろ	15歳ごろ
筒状	釣鐘状（胃底が形成される）	成人と同じ

▶ 腎・泌尿器系の発達

【腎機能】

● 乳児では排尿回数が多い。

 膀胱の容積が小さいため

● 随意的に排尿がコントロールできるようになるのは1歳半ごろである。

【水分出納】

● 乳幼児は、高張性脱水（水欠乏脱水）になりやすい。

 根拠 総水分量の割合・体液に占める細胞外液の割合が高い、不感蒸泄が多い、腎での尿濃縮能が低いためなど

■体内水分量（体重に占める総水分量の割合：％）

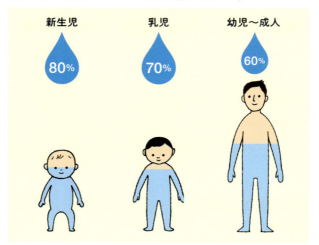

■水分必要量と尿量・不感蒸泄のめやす（mL/kg/日）

	水分必要量	尿量	不感蒸泄
乳児期	150	90	50
幼児期	100	50	40
学童期	80	40	30

▶ 体温調節機能の発達

● 乳幼児は成人に比べると体温が高い。

 新陳代謝が盛んなため

● 乳幼児の体温は環境の影響を受けやすい。

 体重当たりの体表面積が大きい、皮下脂肪組織が少ない、体温調節中枢が未熟なためなど

● 成人と同じ体温調節機能は10歳ごろに獲得する。

▶ 造血機能の発達

■ 血液成分の発達のめやす

血液成分	特徴	成人とほぼ同じになる時期
赤血球数(RBC) ヘモグロビン (Hb)	新生児はもともとヘモグロビンが高値を示し、多血である。その後、減少し、生後3〜4か月ごろ最低値になり、生理的貧血状態となる	● 女子：12〜15歳 ● 男子：14〜18歳
白血球数 (WBC)	出生時は著しく高値。生後1週間で急激に減少	思春期ごろ
血小板	出生時はやや高値、その後、減少	生後3か月ごろ

免疫機能の発達

■主な血清免疫グロブリンの発達のめやす

母体由来IgG	● 分子量が小さいIgGは胎盤を通過してから母体に伝わり、乳児前期の感染予防作用がある ● 出生後に減少、生後6か月ごろ消失する
児生成IgG	● 生後3〜4か月から生成が盛んになる ● 5〜6歳ごろ成人と同じレベルになる
IgM	● 1歳ごろ成人と同じレベルになる
IgA	● 10歳ごろ成人と同じレベルになる ● 初乳に含まれる

■血清免疫グロブリン濃度の年齢別変化

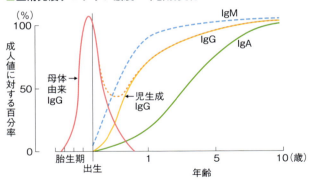

- 初乳に含まれている分泌型IgAは、腸管系の感染防御作用がある
- 生後3か月ごろが最も免疫グロブリンが少ない

▶ 神経系の発達

● 脳の発達は胎児期から始まっている。

● 新生児期では特に、原始反射の存在・残存をアセスメントする。神経系の成熟状態や脳性麻痺などの異常発見の手がかりとなる。

■ 脳重量の変化のめやす

出生時	350～400g
生後8か月	出生時の約2倍
3歳	出生時の約3倍
5～6歳	成人の約80～90%（約1,350g）

■ 主な原始反射

反射	内容	消失の時期※
自動歩行反射	腋窩を支えて立たせると歩行するような動作をする	生後2か月ごろまで
吸啜反射	口内に指や乳首を入れると吸いつく	生後3か月ごろまで
モロー反射	急に頭を下げたりすると、手と指を左右対称に広げ、両腕で抱きつくような動作をする	生後3～6か月ごろまで
手掌把握反射	手掌に指をすべりこませると強く握りしめる	生後3か月ごろまで
緊張性頸反射	仰臥位にし、首を約10秒間横に向けると、顔を向けた側の手足を伸ばし、反対側の手足を屈曲し、フェンシング様の構えをとる	生後3か月ごろまで
探索反射	頬を刺激すると、刺激を受けたほうに顔を向け、口で探すような動作をする	生後4～6か月ごろまで

※時期は文献によって異なる。

観察・アセスメントに必要な基礎知識

▶ 運動機能・生活習慣の発達のめやす[1,2]

生後1か月	●注視が認められる	1歳	●ひとり立ちをする
3か月	●正中を超えた追視が認められる	1歳〜1歳6か月	●ひとり歩きをする ●コップを持って飲む
4か月	●首がすわる ●180度の追視が認められる	2歳	●その場跳びをする ●スプーンを使う ●走る
5か月	●寝返りをうつ	2歳6か月	●靴を履くことができる
6か月	●手を伸ばして物をつかむ	3歳	●片足立ちをする ●ボールを蹴る ●丸を描く ●ボタンを外す
7か月	●支えなしでお座りができる	4歳	●衣服を自分で着る
9〜10か月	●はいはいをする ●つかまり立ちをする	5歳	●スキップをする

22 　小児看護実習クイックノート

▶ 心理・社会面の発達のめやす[1,2]

生後 1か月	●快・不快を表現する	9〜 10か月	●バイバイをするとまねる
3か月	●あやすと笑う ●喃語を話す	1歳	●単語中心の一語文を話す
4か月	●声を立てて笑う ●母親の顔・声を意識する	1歳〜 1歳6か月	●便意を伝えられる ●自我意識が芽生え始める
5か月	●音の方向を向く	2歳	●二語文を話す ●尿意を伝えられる ●第一次反抗期
6か月	●恐れの感情が現れる ●自分から人に接しようとする	3歳	●自分の名前を言う
7か月	●人見知りをする	5歳	●泣くことが少なくなる

第2章

機能的成長・発達のめやす

観察・アセスメントに必要な基礎知識　23

■ブリッジェスの情緒の分化

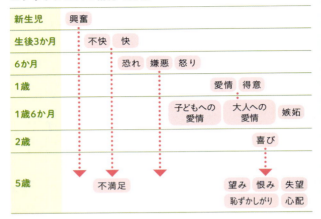

■遊びの発達のめやす

	内容	例	時期
感覚運動遊び	感覚・運動機能をはたらかせることを喜ぶ遊び	入浴時の水遊び　など	1歳半ごろまで
象徴遊び	ごっこ遊びのような目の前にないものを再現するような遊び	ままごとなど	1歳半～3・4歳
受容遊び	受け身的な遊び	話を聞く、ビデオを見るなど	幼児期以降
構成遊び	創造的な遊び	積み木でつくる、絵を描くなど	2歳～幼児後期以降盛ん

第3章

実習でよく出合う症状・疾患のポイント

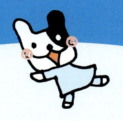

小児の発達の特徴をおさえて、
症状や病気について確認しましょう。
また、病気に伴う検査や処置を
小児がスムーズに受けられるように支援しましょう。

発熱

- 小児では、発熱が生じやすい。

 根拠 体温調節機能が未熟、環境温の変化を受けやすいため

- 小児の発熱で多い原因は、ウイルス感染症で、他には悪性腫瘍、膠原病、アレルギーなどがある。

■ 観察項目

発症の時期・経過	● 発熱の時期・程度 ● 発熱と発疹との出現時期の関係 ● 機嫌、活気、啼泣の状態
前駆症状	● 不機嫌、倦怠感 ● 悪寒・戦慄、顔面蒼白・顔面紅潮、鼻汁
随伴症状	● 発汗 ● 嘔吐、下痢、脱水 ● 哺乳力や食欲の低下 ● 意識障害、けいれん、四肢冷感 ● 頭痛、腹痛、関節痛、リンパ節・耳下腺の腫脹など
検査	● 血液検査(白血球、CRPなど) ● X線検査 ● 尿検査(尿培養) ● 便検査(便培養)

■ ケアのポイント

体温・環境の調整	● 悪寒・戦慄、四肢冷感が伴うときは、衣類・寝具の調整を行う ● 高熱の場合は、動脈が皮下に近い部分(頸部、腋窩部、鼠径部など)を氷枕や氷嚢で冷やす ● 発熱の状態に応じて室温・湿度を調整し、静かな環境をつくる
脱水の予防	● 発熱や嘔吐・下痢を伴うと容易に脱水状態に陥りやすい。そのため、白湯や茶、イオン飲料などを少量ずつ頻回に与える ● 水分出納バランス(経口水分量、輸液量、尿量、嘔吐量)を観察する
栄養の補給	● 高カロリーで良質なアミノ酸を含んだタンパク質や、胃の負担を考え、残渣の少ない食品を与える →消化機能が低下するため
清潔の保持	● 清拭を行う(特に腋窩部、頸部、殿部・陰部など、二面が接している部位) →発熱時は不感蒸泄が高まり、発汗も多くなるため ● 手洗い・含嗽を習慣化させ、二次感染予防に努める

脱水

- 小児は成人に比べて、脱水を生じやすい。

 根拠 細胞外液の割合が高い、水分の占める割合が高い、必要水分量・不感蒸泄が多い、腎濃縮能が低いため

■脱水の重症度と症状

		軽度	中等度	重症
体重減少		乳児：4～5% 年長児：2～3%	乳児：6～9% 年長児：4～8%	乳児：10%以上 年長児：9%以上
全身状態		正常～落ち着きがない	口渇 落ち着きがない/不活発 易刺激性/傾眠	ぐったり 意識障害 チアノーゼ 末梢循環低下
バイタルサイン	脈拍	正常	頻脈で弱い	頻脈・微弱 触知不能
	血圧	正常	正常～やや低下	低下～測定困難
	呼吸	正常	深く、やや速い	深く、速い
皮膚の緊張(ツルゴール)		つまむとすぐ戻る	ゆっくりと戻る	非常にゆっくり戻る
眼窩部		正常	陥没	非常に陥没
涙		流涙を認める	減少	出ない
大泉門(乳児)		正常	陥没	非常に陥没
粘膜		湿っている	乾燥	非常に乾燥
排尿		正常～減少	濃縮尿、減少	乏尿～無尿
毛細血管再充満時間		正常(2秒以下)	2～3秒前後	3秒以上

松岡真里：脱水．奈良間美保著者代表，系統看護学講座専門分野Ⅱ 小児看護学1 小児看護学概論 小児臨床看護総論 第13版，医学書院，東京，2015：389．より引用

■ケアのポイント

脱水の予防	●白湯や茶、イオン飲料などを少量ずつ頻回に与える ●水分出納バランス(経口水分量、輸液量、尿量、嘔吐量)を観察する
清潔の保持	●清拭を行う(特に腋窩部、頸部、殿部・陰部など、二面が接している部位) ●寝衣交換を行う

実習でよく出合う症状・疾患のポイント 27

下痢

●小児の下痢は、消化器系の感染症などによるものが多い。特に、冬季に多く発症するロタウイルス下痢症の頻度が高い。

■発生機序による下痢の分類とメカニズム

分類	メカニズム	主な原因疾患(急性/慢性)
浸透圧性下痢	腸管内に浸透圧の高い物質が存在すると、水分が腸管壁から腸管内に移行することで腸管の水分が増加し、下痢になる	急性:薬剤性下剤、制酸剤[Mg含有]、D-ソルビトール、ラクツロース 慢性:吸収不良症候群(乳糖不耐症、慢性膵炎)、腹部手術(胃切除、回腸切除)
滲出性下痢 (粘膜障害性下痢)	腸管の粘膜が障害されると、吸収能力が低下するとともに炎症が起こる。その結果、腸管壁の透過性が亢進し、滲出液や血液が排出されて腸管の水分が増加し下痢になる	急性:細菌性大腸炎(サルモネラ、カンピロバクター、ウイルス性大腸炎、ノロウイルス)、薬剤性腸炎(抗菌薬)、虚血性大腸炎 慢性:炎症性腸疾患(潰瘍性大腸炎、クローン病)、腸結核、放射線性腸炎
分泌性下痢	腸管内に分泌される水分や消化液の量が異常に増えるために下痢になる	急性:エンテロトキシン※による腸炎(コレラ菌、赤痢菌、ブドウ球菌、クロストリジウム-ディフィシル菌、腸管出血性大腸菌) 慢性:内分泌腫瘍
腸管運動性下痢	蠕動亢進:腸の蠕動運動が速いと、水分などが十分吸収されず下痢になる	過敏性腸症候群、甲状腺機能亢進症
	停滞:腸の蠕動運動の障害や通過障害があると、増殖した腸内細菌の刺激により下痢になる	がんや炎症で起こる腸管内の狭窄、消化管の外科的切除(ダンピング症候群)、糖尿病神経障害

※細菌が産生し、腸管に作用するタンパク質毒素
尹玉鐘:下痢.小田正枝、山口哲朗編、プチナースBOOKS 症状別 観察ポイントとケアチャートでわかる!.照林社、東京、2016:135.より引用

■観察項目

下痢の特徴	● 回数　● 便の性状（水様、泥状）、量、色調 ● 混入物（顆粒、粘液、血液など）、臭気　● 食事との関係
随伴症状	● 発熱　● 脱水症状（→p.27「脱水」参照）　● 栄養状態低下 ● 消化器症状（腹痛、腹部膨満、腸蠕動運動、嘔吐） ● 哺乳力・食欲低下の有無と程度 ● 発疹、肛門周囲の皮膚の発赤・びらんの有無や程度
原因と 便の性状	□ ロタウイルス胃腸炎→白色〜淡黄色水様便 ● 細菌性下痢→褐色の水様便〜血便 ● 病原性大腸炎→緑色の水様粘液便 ● 潰瘍性大腸炎→血性下痢
検査	● 血液検査（白血球、CRP、Na、K、Cl） ● 便検査（便培養など） ● 消化管画像検査

■ ケアのポイント

清潔の保持 感染の予防	● 排便処理時はゴム手袋を装着する。おむつはビニール袋に入れ、すみやかに処理し、乾燥させない **根拠** 乾燥するとウイルスが空気中に舞い、口や鼻に入り感染するため ● 手洗いを徹底する ● 状況により殿部浴やシャワー浴を行う。殿部はこすらず、押さえるように拭く
腸管の安静	● 刺激の強い食品、脂肪や食物繊維、糖分の多い食品は避ける
脱水の予防	● 白湯やお茶などを少量ずつ頻回に与える ● 水分出納バランス（経口水分量、輸液量、尿量、嘔吐量）を観察する

■ ロタウイルス感染時の下痢便の色のめやす

● ロタウイルス感染時は、白色から淡黄色にかけての水様便となる。

白色	淡黄色

実習でよく出合う症状・疾患のポイント　29

第3章
下痢

嘔吐

● 小児は嘔吐しやすい。嘔吐の原因をアセスメントすることが大切である。

■ 観察項目

嘔吐の状態	● 吐き方、回数、持続時間、間隔 ● 食事摂取状況
吐物の性状	● 吐物の性状：量・色・臭気、混入物の有無 ● 摂取した食物の混入：噴門から口側の通過障害 ● 凝固乳など胃液による変化物の混入：ファーター乳頭より口側の異常 ● 血液の混入：上部消化管の出血 ● 胆汁の混入、糞臭：下部消化管の異常
随伴症状	● 発熱、下痢、脱水 ● 腹痛、腹部膨満、腸蠕動運動、便通、鼓腸
原因と特徴	● 肥厚性幽門狭窄症→噴水状の嘔吐 ● 乳児下痢症→腹痛、下痢 ● 急性胃腸炎→下痢、発熱 ● 急性虫垂炎→上腹部痛、右下腹部痛 ● 脳腫瘍→頭痛、視力障害
検査	● 血液検査(白血球、CRP、Na、K、Cl) ● 便検査(便培養など)

■ ケアのポイント

誤嚥・窒息の予防	● 側臥位にし、顔を横に向ける 根拠 吐物による窒息を防ぐため
嘔吐誘発の予防	● 吐物で汚染された寝衣はすぐ片づける ● 嘔吐後は、含嗽あるいは口腔内を清拭し、清潔に努める
脱水の予防	● 白湯やお茶などを少量ずつ頻回に与える ● 水分出納バランス(経口水分量、輸液量、尿量、嘔吐量)を観察する

けいれん

- 小児がけいれんを起こす原因として、**てんかん**と**熱性けいれん**が多い。
- 熱性けいれんは、全身性強直性けいれんであり、ほとんど5分以内におさまる。熱性けいれんを起こす小児の多くは1回のみであるが、約30%が2回以上経験する。しかし、就学年を迎えるころには起こさなくなる。

■ てんかん発作の種類

種類		意識消失	特徴
部分発作	単純部分発作	なし	運動・感覚・自律神経などの症状が出る
	複雑部分発作	あり	単純部分発作から意識障害を伴って生じる
	二次性全般化発作	あり	単純または複雑部分発作から全身発作が生じる
全般発作	欠神発作	あり	数秒〜数十秒の発作
	強直発作	あり	四肢や体幹がつっぱる
	間代発作	あり	手足がガクガクする
	強直間代発作	あり	強直発作から間代発作へ移行
	ミオクロニー発作	なし	身体の一部がピクッと動く
	脱力発作	あり	急に四肢や体幹の力が抜ける

■観察項目

発生状況	● 睡眠中か覚醒中か ● どのような状況のときに起こったのか ● 発作の誘因と思われるものはあったか（発熱の有無など） ● 発作の前兆はあったか
けいれんの種類	けいれんの種類についてはp.31表参照
発作の姿勢 具体的な変化	● 頭部の位置　● 眼球偏位の有無 ● 瞳孔の大きさ・形　● 対光反射の有無 ● 口角けいれんの有無 ● 眼瞼けいれんの有無 ● 舌咬傷や流涎の有無 ● 呼吸の異常（チアノーゼなど）
その他	● 外傷の有無　● 尿・便失禁の有無 ● 嘔吐の有無

■けいれんに対する対応

けいれん 発作時	● 安全確保（けいれん中は、口の中に指や物を押し込まない） ● 気道確保 ● バイタルサインの観察 ● 発作症状の観察（けいれんの型・持続時間など） ● けいれん重積への移行予防（体を揺すったりしない）
発作後	● 意識障害の回復の有無を確認 ● 神経症状（麻痺・認知・言語）の観察 ● 発作の前兆（知覚症状）、部分発作の有無を確認
緊急時	● けいれん重積に至った場合：ジアゼパム・フェニトイン・ミダゾラム投与、人工呼吸管理 ● 神経症状の進行性悪化：緊急検査

かぜ症候群

【病態】
- 主にウイルス感染を原因とする、上気道の急性炎症である。下気道に生じるものは気管支炎・肺炎である。
- 細菌に感染すると二次感染を起こし、急性気管支炎、肺炎などの合併症を起こすこともある。

■ 炎症部位による臨床症状と診断

病変部位		診断	臨床症状	主な原因
上気道	鼻	上気道炎 / 鼻炎	くしゃみ、鼻汁	ウイルス
	咽頭扁桃	咽頭炎	咽頭痛、咽頭発赤	ウイルス
		扁桃腺炎	咽頭痛、扁桃肥大、膿付着	A群溶連菌、EBウイルス
	喉頭	喉頭炎（クループ）	ケンケンした咳、嗄れた声	ウイルス
下気道	気管支	下気道炎 / 気管支炎	咳（ゼーゼー、ヒューヒュー）、痰	ウイルス、マイコプラズマ
	細気管支	細気管支炎	咳（ゼーゼー、ヒューヒュー）、痰、陥没呼吸、呼吸困難	ウイルス（80%がRSウイルス）
	肺	肺炎	咳、痰、多呼吸、呼吸困難、低酸素	ウイルス、RSウイルス、マイコプラズマ、細菌（肺炎球菌、インフルエンザ菌など）

斉藤理恵子, 早坂素子, 西海真理編：小児看護ポケットナビ. 中山書店, 東京, 2008：120. より引用

【症状】
- 初期症状は鼻汁、くしゃみなど。通常3〜5日で症状は軽快する。

【治療・ケア】
- 対症療法が中心となる。安静、水分の少量頻回投与、解熱薬の投与などを行う。

急性細気管支炎

【病態】
- 主としてRSウイルスによる細気管支の炎症である。
- 冬季にみられることが多い。
- 生後4か月〜1歳に好発する。

【症状】
- 最初に咳などのかぜ症状が出現する。
- かぜ症状出現後、末梢気道閉塞のために呼気性喘鳴、多呼吸、鼻翼呼吸が生じる。
- しばしばチアノーゼが生じる。

【検査・診断】
- 臨床症状によって確定診断を行う。

■主な検査項目

血液生化学検査	● 赤血球沈降速度の亢進 ● 白血球の増加はみられない
胸部X線検査	● ほぼ正常な画像がみられる

【治療・ケア】
- 特異的な治療法はないため、対症療法が中心となる。

■治療・ケアのポイント

治療	● 酸素吸入 ● 抗菌薬の投与 ● 輸液管理
ケア	● 安静の保持 ● こまめに清拭を行い、清潔を保つ

肺炎

【病態・治療】
- 肺炎は主に、病原微生物の感染によって生じる肺の炎症である。

■ 肺炎の分類

分類	主な原因菌	治療
細菌性肺炎	● インフルエンザ菌 ● 肺炎球菌 ● モラクセラ・カタラリス	● 抗菌薬の投与
ウイルス性肺炎	● RSウイルス ● ライノウイルス ● ヒト・メタニューモウイルス ● パラインフルエンザウイルス	● 抗ウイルス薬の投与 ● 対症療法
マイコプラズマ肺炎	● マイコプラズマ	● マクロライド系抗菌薬の投与

【ケア】
- 気管支炎・肺炎に共通する内容である。

■ ケアのポイント

バイタルサインの観察	● 体温、脈拍、血圧、SpO_2、努力呼吸の有無、随伴症状(咳、鼻汁、痰、喘鳴、チアノーゼなど)の有無
安楽な体位	● 胸郭を広げるため、臥位より起座位が楽である。背中にクッションなどを入れ、もたれかかれるようにする
日常生活援助	● 清拭などを行うときは、呼吸状態やSpO_2を確認しながら実施する ● 保温に留意する

マイコプラズマ肺炎

【病態】
- マイコプラズマ(細菌でもウイルスでもない微生物)を起炎菌とする感染症である。
- 学童期や思春期の小児に好発する。

【症状】
- かぜ症状の後、激しい咳、発熱が生じる。
- その他、発疹、関節炎、消化器症状などが生じる。
- 激しくしつこい咳の割には、胸部聴診所見は乏しく、全身状態が良好であることが多い。

【検査・診断】
- 各種検査で肺炎の原因を特定する。

■主な検査項目

血液検査	●白血球、CRPは正常なことが多い ●赤血球沈降速度は亢進する
胸部X線画像	●びまん性間質性陰影を呈する(中・下肺野に多い)
寒冷凝集刺激反応	●陽性
血清マイコプラズマ抗体	●上昇

【治療・ケア】
- 抗菌薬(マクロライド系、テトラサイクリン系)を投与する。

■治療・ケアのポイント

治療	●抗菌薬(マクロライド系、テトラサイクリン系)の投与 ●輸液管理
ケア	●安静の保持。泣かせないようにする ●食事・水分は少量ずつ与える

気管支喘息

【病態】
- 発作性に起こる気道狭窄により、喘鳴や咳嗽、呼気延長を伴う呼吸困難を繰り返す疾患である。
- 基本病態は、慢性の気道炎症と気道過敏性であるが、小児においても気道の線維化、平滑筋の肥厚など不可逆的な変化（＝気道リモデリング）が認められる。

【症状】
- 呼気の延長を伴う呼吸困難（症状が進むと吸気性呼吸困難も伴う）、笛声喘鳴、努力呼吸（陥没呼吸、起座呼吸など）がみられる。
- 喘息発作は、夜間から早朝にかけて多い。
- さらに進行すると、チアノーゼ、会話困難、気道粘膜損傷による小出血、意識障害が生じる（p.38表参照）。
- 発作の強度は、小発作、中発作、大発作、呼吸不全の4段階で分類される。

【検査・診断】
- 遺伝素因、アトピー素因、症状・所見、呼吸機能検査などから総合的に診断する。

■気管支喘息に特徴的な所見

呼吸音	●呼気時の喘鳴　●呼気の延長
SpO_2	●低下
呼吸機能検査	●フローボリューム曲線が閉塞性パターンを示す（下に凸型となる）
免疫血清検査	●抗原特異的IgEが陽性になる

■急性増悪（発作）の症状と所見

		小発作	
呼吸の状態	喘鳴	軽度	
	陥没呼吸	なし〜軽度	
	呼気延長	なし	
	起坐呼吸	横になれる	
	チアノーゼ	なし	
	呼吸数*2	軽度増加	
呼吸困難感	安静時	なし	
	歩行時	急ぐと苦しい	
生活の状態	会話	文で話す	
	食事の仕方	ほぼ普通	
	睡眠	眠れる	
意識障害	興奮状況	平静	
	意識	清明	
PEF	（吸入前）	>60%	
	（吸入後）	>80%	
SpO2（室内気）		≧96%	
PaCO2		<41mmHg	

＊1：頻呼吸のときには判定しにくいが、大発作時には呼気相は吸気相の2倍以上延長している。
＊2：年齢別標準呼吸数（回/分）　0〜1歳：30〜60、1〜3歳：20〜40、3〜6歳：20〜30、6〜15歳：15〜30、15歳〜：10〜30
注）急性増悪（発作）が強くなると乳児では肩呼吸ではなくシーソー呼吸を呈するようになる。呼気、吸気時に胸部と腹部の膨らみと陥没がシーソーのように逆の動きになるが、意識的に腹式呼吸を行っている場合はこれに該当しない。

中発作	大発作	呼吸不全
明らか	著明	減少または消失
明らか	著明	
あり	明らか[*1]	
座位を好む	前かがみになる	
なし	可能性あり	あり
増加	増加	不定
あり	著明	著明
歩行時著明	歩行困難	歩行不能
句で区切る	一語区切り	不能
やや困難	困難	不能
時々目を覚ます	障害される	
平静～やや興奮	興奮	錯乱
清明	やや低下	低下
30～60%	<30%	測定不能
50～80%	<50%	測定不能
92～95%	≦91%	<91%
<41mmHg	41～60mmHg	>60mmHg

荒川浩一，足立雄一，海老澤元宏，他監修，日本小児アレルギー学会作成：小児気管支喘息治療・管理ガイドライン2017. 協和企画，東京，2017：30. より転載

【治療・ケア】

● 治療は最終的には寛解・治癒をめざす。

● 発作時は薬物療法を行う（**下表**）。

■ 医療機関での急性増悪（発作）に対する薬物療法プラン

発作強度	初期治療	追加治療
小発作	β_2刺激薬吸入	β_2刺激薬吸入反復[*1]
中発作	酸素吸入 （SpO$_2$≧95％が目安） β_2刺激薬吸入反復[*1]	ステロイド薬全身投与 アミノフィリン点滴静注（考慮）[*2] 入院治療考慮
大発作	入院 酸素吸入・輸液 β_2刺激薬吸入反復[*1] または イソプロテレノール持続吸入[*3] ステロイド薬全身投与	イソプロテレノール持続吸入 （増量）[*3] アミノフィリン持続点滴（考慮）[*2] 人工呼吸管理
呼吸不全	入院 意識障害があれば人工呼吸管理 酸素吸入・輸液 イソプロテレノール持続吸入[*3] ステロイド薬全身投与	イソプロテレノール持続吸入 （増量）[*3] アミノフィリン持続点滴[*2] 人工呼吸管理

＊1：β_2刺激薬吸入は改善が不十分である場合に20〜30分ごとに3回まで反復可能である。
＊2：アミノフィリン持続点滴はけいれんなどの副作用の発現に注意が必要であり、血中濃度のモニタリングを行うことを原則として、小児の喘息治療に精通した医師の管理下で行われることが望ましい。

> アミノフィリン投与を推奨しない患者
> 　1）2歳未満の患者
> 　2）けいれん既往者、中枢神経系疾患合併例
> 　3）アミノフィリンやテオフィリン徐放製剤による副作用の既往がある患者

＊3：イソプロテレノール持続吸入を行う場合は人工呼吸管理への移行を念頭に置く必要がある。
荒川浩一，足立雄一，海老澤元宏，他監修，日本小児アレルギー学会作成：小児気管支喘息治療・管理ガイドライン2017．協和企画，東京，2017：150．より一部改変して転載

●非発作時は症状のコントロール、QOLの改善などを目標とし、薬物療法による長期管理を行う（ネブライザーによる吸入についてはp.99参照）。ケアのポイントは「肺炎」（p.35）も参照。

■ ケアのポイント

呼吸状態の観察（急性期）	●体温、脈拍、血圧、SpO_2、努力呼吸の有無、随伴症状（咳嗽、鼻汁、喀痰、喘鳴、チアノーゼなど）の有無
薬物療法	●確実な服薬、時間ごとのネブライザーの実施が大切である ●年少児には、お気に入りのキャラクターのごほうびシールや折り紙などを準備すると効果的である ●学童期では喘息日誌をつける ●貼付薬（ホクナリンテープなど）は、背中などの手の触れにくい場所に貼る

■ 乳幼児の強い喘息発作のサイン

❶咳嗽が激しい（嘔吐することがある）
❷喘鳴が著明（時に減弱）
❸胸骨上窩、鎖骨上窩、肋間の陥没
❹頻呼吸
❺鼻翼呼吸
❻シーソー呼吸
❼抱かれているほうが楽（起座呼吸）
❽寝ない（または、眠れない）
❾チアノーゼ
❿呻吟
⓫頻脈
⓬機嫌が悪い
⓭泣き叫ぶ（興奮）
⓮意識レベルの低下

荒川浩一，足立雄一，海老澤元宏，他監修，日本小児アレルギー学会作成：小児気管支喘息治療・管理ガイドライン2017. 協和企画，東京，2017：144. より転載

第3章 気管支喘息

実習でよく出合う症状・疾患のポイント　41

【長期管理】

●長期管理は、定期的なコントロール状態の評価に基づいて適切に行う。

●長期管理には炎症抑制作用をもつ吸入ステロイド薬、ロイコトリエン受容体拮抗薬、クロモグリク酸ナトリウムなどが用いられる。補助的にテオフィリン徐放剤、長時間作用性β_2刺激薬が用いられる。

■長期管理のポイント

コントロール状態の評価	●喘息日誌、質問票などを活用する
環境整備	●アレルゲンの除去 　例）ダニ、家屋塵、ペットなど ●受動喫煙の防止 ●室内空気の換気やマスクの着用 ●呼吸器感染症の予防（含嗽、手洗いなど）

■喘息コントロール状態の評価（症状のコントロール状態）

評価項目	コントロール状態（最近1か月程度）		
	良好 （すべての項目が該当）	比較的良好	不良 （いずれかの項目が該当）
軽微な症状[*1]	なし	（≧1回/月）<1回/週	≧1回/週
明らかな急性増悪（発作）[*2]	なし	なし	≧1回/月
日常生活の制限	なし	なし（あっても軽微）	≧1回/月
β_2刺激薬の使用	なし	（≧1回/月）<1回/週	≧1回/週

＊1：軽微な症状とは、運動や大笑い、啼泣の後や起床時などに一過性に認められるがすぐに消失する咳や喘鳴、短時間で覚醒することのない夜間の咳き込みなど、見落とされがちな軽い症状を指す。
＊2：明らかな急性増悪（発作）とは、咳き込みや喘鳴が昼夜にわたって持続あるいは反復し、呼吸困難を伴う定型的な喘息症状を指す。
荒川浩一，足立雄一，海老澤元宏，他 監修，日本小児アレルギー学会作成：小児気管支喘息治療・管理ガイドライン2017．協和企画，東京，2017：125．より転載

心室中隔欠損症

【病態】
- 心室中隔欠損症は、**左右が短絡**（左心室から右心室に血液が流れる）した先天性心疾患である。
- 肺高血圧状態が続くと、右左短絡となる**アイゼンメンジャー症候群**となる。

■ 心室中隔欠損症の血流

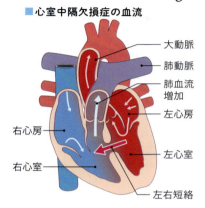

【症状】
- 努力様呼吸、四肢のチアノーゼ、発汗、末梢の冷感、尿量減少、哺乳力不良、体重増加不良、肝肥大、不機嫌など

根拠 チアノーゼが起こるのは、動脈血に静脈血が混ざるため

【検査・診断】
- 胸部X線、心電図、心臓カテーテル、肺生検などを行う。
- 心エコーで確定診断を行う。

【治療・ケア】
- 小欠損の場合、自然治癒することが多い。
- 中欠損で内科的治療、外科的治療の適応となる。
- 内科的治療：利尿薬の投与など心不全に対する治療
- 外科的治療：人工心肺を使用したパッチ閉鎖※

※人工の膜（パッチ）によって欠損孔を閉鎖する方法。

川崎病（KD）

【病態・症状・診断】

● 川崎病は、4歳以下の乳幼児に好発する原因不明の疾患である。

■川崎病の診断基準

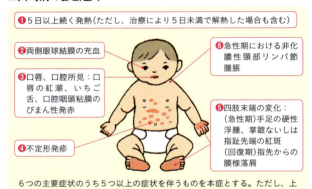

❶ 5日以上続く発熱（ただし、治療により5日未満で解熱した場合も含む）

❷ 両側眼球結膜の充血

❸ 口唇、口腔所見：口唇の紅潮、いちご舌、口腔咽頭粘膜のびまん性発赤

❹ 不定形発疹

❺ 四肢末端の変化：（急性期）手足の硬性浮腫、掌蹠ないしは指趾先端の紅斑（回復期）指先からの膜様落屑

❻ 急性期における非化膿性頸部リンパ節腫脹

6つの主要症状のうち5つ以上の症状を伴うものを本症とする。ただし、上記6主要症状のうち、4つの症状しか認められなくても、経過中に断層心エコー法もしくは、心血管造影法で、冠状動脈瘤（いわゆる拡大を含む）が確認され、他の疾患が除外されれば本症とする。

厚生労働省川崎病研究班：川崎病（MCLS、小児急性熱性皮膚粘膜リンパ節症候群）診断の手引き改訂5版．2002．より引用
http://www.jskd.jp/info/pdf/tebiki.pdf（2018.4.02.アクセス）

【治療・ケア】

● 初期治療：IVIG（免疫グロブリン静注療法）、アスピリン経口投与（肝機能をみながらフロベンに変更の場合あり）
● 心エコーで定期的に冠状動脈瘤を確認する。
● 冠状動脈瘤を併発した場合、虚血性心疾患や心破裂を起こす可能性がある。

アレルギー性紫斑病

【病態】
- アレルギー性紫斑病は、全身の血管が炎症を起こす病態である。血管性紫斑病の1つである。
- 発症はA群β溶血性連鎖球菌やマイコプラズマなどの感染、薬剤、アレルギー反応などが先行するといわれている。
- 3～7歳で好発する。

【症状】
- 紫斑は下肢伸側、膝、足に左右対称に出現する。
- 足関節や膝関節の関節痛・腫脹が生じる。
- 腹痛や血便、下血などが生じる。

 根拠 消化管にも紫斑が現れるため

【治療・ケア】
- 対症療法が中心となり、急性期は安静が必要である。
- 1か月以内に軽快することが多い。
- 腎炎(血尿・タンパク尿)の合併症に注意する(10～50％に合併)。

 Check 腎炎は他の症状に遅れて出現するため、注意が必要である

白血病

【病態】
- 白血病は、骨髄内の造血幹細胞が分化する過程で異常増殖し、正常な造血機能が失われることで起こる。
- 小児では急性リンパ性白血病（ALL）が約70%を占める。ALLは3〜4歳に好発する。

【症状】
- 初発症状：食欲不振、倦怠感、不機嫌、微熱
- 進行すると出現する症状：貧血、紫斑、点状出血、発熱

【検査・診断】
- 血液検査と骨髄穿刺などで確定診断を行う。

【治療・ケア】
- ALLの治療は、寛解導入療法→早期強化療法→聖域療法（予防的に頭蓋照射などを行うこと）→維持療法→治癒という流れで実施する。数年かけて治療を行う。
- 治療には多剤併用療法が実施される。
- 抗がん薬治療終了後の晩期合併症には生命にかかわるものが多く、注意が必要である。

■ケアのポイント

感染予防	●抗がん薬の副作用である骨髄抑制により、易感染状態となりやすい。感染徴候の早期発見に努める ●個室隔離となった場合は、病室環境に応じたケアを行う
出血傾向への対策	転倒・転落の防止、環境整備、清潔ケアなどによって身体損傷を防ぐ

■ 骨髄穿刺と腰椎穿刺の特徴[1]

	骨髄穿刺	腰椎穿刺
目的	● 骨髄内の血液や組織を採取し、細胞数や細胞形態を検査して造血機能の評価や血液疾患、悪性腫瘍などの診断、治療効果の判定を行う ● 骨髄内の細菌学的検査を行う	● 脳圧や髄液の性状・成分を検査し、中枢神経系疾患の診断と治療効果判定を行う ● 治療として脊髄腔内に薬剤や造影剤を注入する ● クエッケンシュテット試験（髄液の通過障害の有無を検査）
穿刺部位と体位	● 脛骨上部1/3→仰臥位 ● 前腸骨稜→側臥位 ● 後腸骨稜→腹臥位 ● 胸骨→仰臥位 ※穿刺部位は発達段階に合わせて選択する	● 第3・第4腰椎間または第4・第5腰椎間 ※体位は側臥位とする
性状	血性	無色透明
ケア	● 鎮静・鎮痛薬の使用が予定されている場合は、飲食の制限がある（嘔吐による誤嚥防止のため） ● 終了後は仰臥位のままベッドに移動させる。30分〜1時間は安静臥床とする	● 穿刺2〜3時間前は禁飲食（穿刺中の嘔吐による窒息予防のため） ● 穿刺中に髄圧亢進症状（頭痛、悪心、嘔吐）の観察 ● 終了後1〜2時間は枕を使用せず水平に安静（頭部挙上による頭蓋内圧低下の予防のため）。抱っこして移動する際も水平移動する

Check 骨髄穿刺と腰椎穿刺は混同しやすいので、違いをおさえておこう

急性糸球体腎炎

【病態】
- 急性糸球体腎炎は、A群β溶血性連鎖球菌による咽頭炎、扁桃炎、猩紅熱などに罹患して、1～3週間後に発症する溶連菌感染後急性糸球体腎炎(PSAGN)が最も多い。Ⅲ型アレルギーである。
- 5～10歳の男児に好発する。

【症状】
- 血尿、浮腫、高血圧、乏尿(糸球体濾過量の低下)がみられる。

【検査・診断】
- 症状(血尿、浮腫、高血圧)と検査値によって診断する。
- 主な検査値：血清尿素窒素・クレアチニンの上昇、ASO・ASK(溶血性連鎖球菌の抗体価)値の高値、血清補体価(CH_{50}、C3)の低下、血尿、タンパク尿

【治療・ケア】
- 安静(腎血流量を保つため臥床とする)
- 食事制限：水分制限(水分貯留を防ぐ)、タンパク制限(尿素窒素の上昇を防ぐ)、食塩制限(水分貯留を防ぐ)
- 抗菌薬の投与

■ ケアのポイント

一般状態の観察	●症状の変化が急激なため、高血圧性脳症などの出現に注意 ●食事療法と水分出納の観察
安静・保温	●腎臓の負担軽減のため
感染予防、合併症予防	●急性腎不全、心不全、高血圧性脳症の予防
退院指導	●薬物療法(必要時)　●食事療法 ●運動療法　●再感染の予防　など

ネフローゼ症候群

【病態】

- ネフローゼ症候群は、腎糸球体係蹄障害によるタンパク透過性亢進に基づく大量の尿タンパクと、これに伴う低タンパク血症を特徴とする症候群である[2]。
- 小児の場合、**特発性ネフローゼ症候群**（微小変化型ネフローゼ症候群、巣状分節状糸球体硬化症）が多くを占める。特発性ネフローゼ症候群のうち80％は微小変化型ネフローゼ症候群である。

【症状】

- 初発症状は、急激な浮腫の出現（眼瞼や下肢から出現し全身に広がる）、尿量減少、倦怠感、活気のなさ、不機嫌などである。

【検査・診断】

■発達段階による診断基準

		学童	幼児	乳児
1. タンパク尿		3.5g/日以上または0.1g/kg/日以上、または早朝起床時第1尿で300mg/dL以上が3～5日持続する		
2. 低タンパク血症	血清総タンパク	6.0g/dL以下		5.5g/dL以下
	血清アルブミン	3.0g/dL以下		2.5g/dL以下
3. 脂質異常症	血清総コレステロール	250mg/dL以上	220mg/dL以上	200mg/dL以上
4. 浮腫		あり		

1．2．は必須条件、3．4．は必須条件ではないが、認めれば診断はより確実である（旧厚生省特定疾患調査研究班、1973年）

【治療・ケア】

● 副腎皮質ステロイド薬を投与する。微小変化型では90％以上が寛解に至るが、約80％程度で再発がみられる。

■ 薬物療法[3]

初期治療	● プレドニゾロン0.8〜1mg/kg/日（最大 60mg）相当で開始し、寛解後1〜2週間持続する ● 完全寛解後は2〜4週ごとに5〜10mg/日ずつ漸減する。5〜10mg/日に達したら再発をきたさない最小量で1〜2年程度維持し、漸減中止する ● 4週後に完全寛解に至らない場合は初回腎生検組織の再評価を行う
再発時の治療	● プレドニゾロン20〜30mg/日もしくは初期投与量を投与する
頻回再発型、ステロイド依存性、ステロイド抵抗性ネフローゼ症候群の治療	● 免疫抑制薬（シクロスポリン1.5〜3.0mg/kg/日、またはミゾリビン150mg/日、またはシクロホスファミド水和物50〜100mg/日など）を追加投与する
補助療法	● 必要に応じて、HMG-CoA還元酵素阻害薬や抗凝固薬を使用する ● 高血圧を呈する症例ではアンジオテンシン変換酵素阻害薬やアンジオテンシンⅡ受容体拮抗薬を使用する

■ 副腎皮質ステロイド薬の副作用・離脱症候群

副作用	軽症	● 痤瘡様発疹 ● 食欲亢進 ● 皮下出血 ● 多汗 ● 脱毛	● 多毛症 ● 体重増加 ● 紫斑 ● 不眠 ● 浮腫	● 満月様顔貌 ● 月経異常 ● 多尿 ● 白血球増多 ● 低カリウム血症
	重症	● 感染症 ● 精神症状 ● 動脈硬化 ● 白内障 ● 筋力低下	● 消化性潰瘍 ● 骨粗鬆症 ● 血栓症 ● 緑内障 ● 筋萎縮	● 高血糖 ● 血圧上昇 ● 副腎不全 ● 無菌性骨壊死
離脱症候群		● 食思不振 ● 筋肉痛 ● 情緒不安	● 発熱 ● 関節痛 ● 下痢 など	● 頭痛 ● 全身倦怠感

厚生労働省難治性疾患克服研究事業 進行性腎障害に関する調査研究班編 難治性ネフローゼ症候群分科会：ネフローゼ症候群診療指針[完全版]. 東京医学社，東京，2012. より引用

■ ケアのポイント

急性期 （乏尿期）	● 全身状態の観察（水分出納バランス、感染徴候） ● 感染予防（全身清拭、口腔ケア、陰部の清潔保持） ● 浮腫へのケア
回復期 （利尿期）	● 家族の病気の理解度の把握 ● 全身状態の観察（感染徴候、副腎皮質ステロイド薬の副作用[**上表**参照]、脱水）
寛解期	● 副腎皮質ステロイド薬の離脱症状（食思不振、発熱）へのケア ● 退院指導
慢性期	● 小児の病気の理解度に応じたケア ● 家族へのケア（社会資源の活用、長期内服への指導）

第3章

ネフローゼ症候群

尿路感染症

【病態】
- 尿路感染症は、腎盂腎炎、尿管炎、膀胱炎、尿道炎などをさす。大きくは上部尿路感染症、下部尿路感染症に分けられる。
- 感染の原因は大腸菌が多い。
- 膀胱尿管逆流現象など先天的な尿路奇形が原因となることも多い。

【症状】
- 頻尿、尿混濁、排尿痛、発熱、背部痛などが生じる。

 上部尿路感染症は発熱を伴うことが多く、原因不明の発熱のときは尿路感染症を疑う

【検査・診断】
- 検尿上の異常所見(炎症反応、白血球尿)、尿培養検査での細菌尿によって診断する。

【治療・ケア】
- 抗菌薬の投与が中心となる。

■治療・ケアのポイント

治療	● 抗菌薬の投与 ● 水分の多量摂取、頻回排尿 ● 輸液管理
ケア	● 水分摂取を促す ● 外陰部の清潔を保つ

1型糖尿病

【病態・分類】
- 糖尿病とは、インスリン作用不足による慢性の高血糖を主徴とする代謝症候群である。
- 糖尿病は成因により、1型、2型、その他の特定の機序・疾患によるもの、妊娠糖尿病に分けられる。
- 小児に多い1型糖尿病は、**絶対的インスリン欠乏状態**である（インスリン依存状態）。
- 1型糖尿病は発症や進行様式により、劇症1型糖尿病、緩徐進行型1型糖尿病などに分けられる。

【症状】
- 高血糖による典型的な症状として、**口渇**、**多飲**、**多尿**、体重減少、易疲労感などが現れる。
- 急性合併症には、糖尿病ケトアシドーシス、低血糖、感染症などがある。

【検査・診断】
- 慢性の高血糖状態を確認し、症状や臨床所見などから総合的に判断する。
- 初回検査で「糖尿病型」を判定し、別の日に再検査して「糖尿病型」が再び確認できれば、糖尿病と診断する。ただし、HbA1cのみの反復検査による診断は不可である。

【糖尿病型】
- 血糖値（空腹時≧126mg/dL、OGTT2時間≧200mg/dL、随時≧200mg/dLのいずれか）
- HbA1c≧6.5%

● 血糖値とHbA1cが同一採血で糖尿病型と確認できれば、初回検査のみで糖尿病と判断できる。
● 血糖値が糖尿病型を示し、かつ以下のいずれかを認める場合は、初回検査のみで糖尿病と診断する。
　▶ 糖尿病の典型的な症状（口渇、多飲、多尿、体重減少など）の存在
　▶ 確実な糖尿病網膜症の存在

【治療・ケア】
● 1型糖尿病の治療はインスリンの補充が基本となる。いかなる場合もインスリン注射を中断してはいけない。
● 治療には、小児の普段の食生活や運動習慣などとインスリン治療を組み合わせることが必要となる。
● 栄養指導では、正常な発育と発達をめざした指導を行う。

▶ **薬物療法**

● 1型糖尿病の治療法には、ペン型インスリンによる強化インスリン療法、持続皮下インスリン注入療法（CSII）、カーボカウントなどがある。

■ **小児の1型糖尿病の主な薬物療法**

強化インスリン療法	● 各食事の前に追加インスリンを注射し、1日1～2回基礎インスリンを注射することで、正常な場合のインスリン分泌を再現する
持続皮下インスリン注入療法（CSII）	● 携帯用小型インスリン注入ポンプを用いて、持続的にインスリンを注入することで血糖をコントロールする ● 適応：重症低血糖が反復する、血糖値の変動が大きい、血糖コントロールが不良、大血管症のリスクが高い、生活様式に合ったインスリン注射法を選択したい場合など
カーボカウント	● 食事の炭水化物量に応じて、食前の追加の超速攻型インスリン注射量を調節する

■ **インスリン注入器（例）**

カートリッジ使用型インスリン注入器（詰め替え型）
● インスリンカートリッジを注入器に組み込んで使用する。

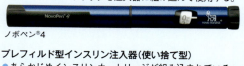

ノボペン®4

プレフィルド型インスリン注入器（使い捨て型）
● あらかじめインスリンカートリッジが組み込まれている。

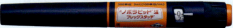

ノボラピッド®注 フレックスタッチ®

画像提供：ノボ ノルディスク ファーマ

■ **インスリンの注射部位**

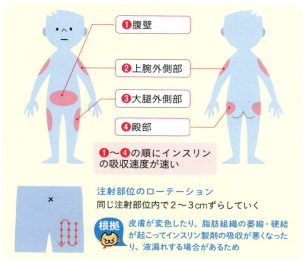

❶ 腹壁
❷ 上腕外側部
❸ 大腿外側部
❹ 殿部

❶～❹の順にインスリンの吸収速度が速い

注射部位のローテーション
同じ注射部位内で2～3cmずらしていく

根拠 皮膚が変色したり、脂肪組織の萎縮・硬結が起こってインスリン製剤の吸収が悪くなったり、液漏れする場合があるため

■ **持続皮下インスリン注入療法（CSII）**
● 携帯用小型インスリン注入ポンプで皮下に持続的にインスリンを注入する。

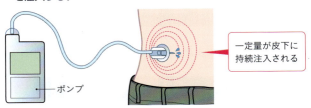

一定量が皮下に持続注入される

ポンプ

【血糖コントロール】
● 血糖コントロール状態を把握するために、血糖自己測定（SMBG）を行う。
● 自己の血糖コントロールの目標、血糖値に影響する要因、モニタリングを行う必要性を患児が理解することが大切である。

【低血糖】
● 生じる頻度の高い合併症に低血糖がある。
● ブドウ糖（または代替品）を携行し、低血糖と感じたらただちに摂取する。

■ **低血糖が生じる原因**

● 薬物の種類・量の誤り　　● 食事の遅れ
● 食事量または炭水化物の摂取が少ない
● いつもより激しく長い身体活動の最中または運動後
● 激しい運動あるいは長時間運動した日の夜間および翌日の早朝
● 入浴　など

■ 低血糖の症状

交感神経刺激症状 血糖値が正常の範囲を超えて急速に降下した際に生じる症状	発汗、不安、動悸、頻脈、手指振戦、顔面蒼白など
中枢神経症状 血糖値が50mg/dL程度に低下した際に生じる症状	頭痛、目のかすみ、空腹感、眠気(生あくび)など ※50mg/dL以下でさらに意識レベルの低下、異常行動、けいれんなどが出現して昏睡に至る

【シックデイ】

- 他の病気や発熱、下痢、嘔吐などのために食事がとれないときを**シックデイ**という。
- シックデイのときは、血糖測定し、自己判断でインスリンを中断しない。インスリンの中断が急性合併症である糖尿病ケトアシドーシスの最も多い原因である。
- 経口摂取が不可能な場合は、医師に相談する。

■ 急性合併症の症状

糖尿病ケトアシドーシス	● 高血糖(>300mg/dL) ● 高ケトン症 ● アシドーシス(pH7.3未満)
高血糖高浸透圧症候群	● 著しい高血糖(≧600mg/dL) ● 高度な脱水 ● 著しいアシドーシスは認めない (pH 7.3〜7.4)

第3章

1型糖尿病

実習でよく出合う症状・疾患のポイント 57

感染症

- 年少児は免疫獲得が不十分であり、感染に対する抵抗力が弱いため、原因不明の発熱などがある場合は、感染症を念頭に置いてアセスメントする。

■ 麻疹のポイント

原因	麻疹ウイルスの感染による
感染経路	飛沫感染、空気感染
潜伏期間	10〜14日間
好発年齢	1〜5歳
症状	経過(日): 1 2 3 4 5 6 7 8 9 10 症状: カタル期／発疹期／回復期 発熱(℃): 37〜40 発疹 口の中にコプリック斑 2度目の発熱のときに発疹が出現
合併症	● 脳炎：発疹出現後2〜6日に発症 ● 肺炎：麻疹ウイルスや細菌の二次感染による
治療	対症療法、安静が中心となる

■ **水痘のポイント**

原因	水痘・帯状疱疹ウイルスの初感染による
感染経路	飛沫感染、接触感染、空気感染
潜伏期間	14〜21日間
症状	
治療	対症療法が中心となる

（第102回看護師国家試験午前問題75視覚素材より）

実習でよく出合う症状・疾患のポイント　59

■風疹のポイント

原因	風疹ウイルスの感染による
感染経路	飛沫感染
潜伏期間	2〜3週間
好発年齢	5〜14歳
症状	<p>発疹は顔→体幹→四肢の順に出現する</p><p>発熱しないこともある</p><p>紅色斑丘疹、発熱、頸部リンパ節腫脹、結膜の充血などがみられる</p>
合併症	●血小板減少性紫斑病、脳炎、溶血性貧血などがみられる ●先天性風疹症候群（難聴、先天性心疾患、白内障、網膜症）は、**妊娠初期**に妊婦が風疹に感染することで生じる
治療	対症療法が中心となる

■ 流行性耳下腺炎のポイント

原因	ムンプスウイルスの感染による
感染経路	飛沫感染
潜伏期間	2〜3週間
好発年齢	幼児期(〜10歳くらいまで)
症状	経過(日) 1 2 3 4 5 6 7 8 9 10 症状 発熱(℃) 耳下腺の腫れ 40 39 発熱などが起こった1〜2日後に耳下腺が腫脹する 38 37
合併症	無菌性髄膜炎、脳炎、感音性難聴など
治療	対症療法が中心となる

Check 無菌性髄膜炎(ウイルス性髄膜炎)とは、ムンプスウイルスなどのウイルス感染による髄膜炎である。一般に予後は良好である

■髄膜炎のポイント

原因	原因菌・ウイルスが中耳や副鼻腔などを経由して起こる場合と、敗血症などの重症感染症により髄膜腔の中に細菌が入って起こる場合がある
感染経路	経胎盤感染、経産道感染、出生後の感染
起因菌	B群溶血性連鎖球菌、大腸菌、ブドウ球菌、緑膿菌、ウイルスなど
好発年齢	5〜14歳
症状	活気低下、哺乳力低下、嘔吐、無呼吸、多呼吸、発熱、低体温、項部硬直(**下図**)、ケルニッヒ徴候(**下図**)、ブルジンスキー徴候(**下図**)など
検査・診断	血液検査、腰椎穿刺、各種培養検査
治療	抗菌薬の投与

■髄膜刺激症状の観察

項部硬直

頸部をゆっくり持ち上げると抵抗がある

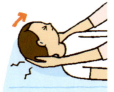

ケルニッヒ徴候

股関節と膝関節を90度に屈曲し、他動的に下腿を伸展させようとしても、135度以上曲げられない場合、ケルニッヒ徴候陽性

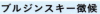

ブルジンスキー徴候

頸部を挙上すると膝が上がる

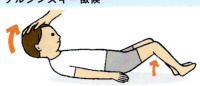

■学校保健安全法施行規則による出席停止期間

	感染症の種類	出席停止期間の基準
第1種	エボラ出血熱、クリミア・コンゴ出血熱、痘そう、南米出血熱、ペスト、マールブルグ病、ラッサ熱、急性灰白髄炎、ジフテリア、重症急性呼吸器症候群（SARS）、中東呼吸器症候群（MERS）、特定鳥インフルエンザ（H5N1、H7N9）	治癒するまで
第2種	インフルエンザ（特定鳥インフルエンザ、新型インフルエンザ等感染症を除く）	発症した後5日を経過し、かつ、解熱した後2日（幼児は3日）を経過するまで
	百日咳	特有の咳が消失するまで、または5日間の適正な抗菌薬による治療が終了するまで
	麻疹	解熱した後3日を経過するまで
	流行性耳下腺炎	耳下腺、顎下腺または舌下腺の腫脹が発現した後5日を経過し、かつ、全身状態が良好になるまで
	風疹	発疹が消失するまで
	水痘	すべての発疹が痂皮化するまで
	咽頭結膜熱	主要症状が消退した後2日を経過するまで
	結核、髄膜炎菌性髄膜炎	病状により学校医その他の医師において感染の恐れがないと認めるまで
第3種	コレラ、細菌性赤痢、腸管出血性大腸菌感染症、腸チフス、パラチフス、流行性角結膜炎、急性出血性結膜炎、その他の感染症	

（2018年3月現在）

精神的問題

- 学童期までで多いのは、発達障害と神経症的障害である。

■発達障害と神経症的障害の主な例

発達障害	精神遅滞、自閉症、学習障害、コミュニケーション障害、注意欠如・多動性障害
神経症的障害	チック、排泄障害、摂食障害、不安障害、不登校

【学習障害（LD）】
- 全般的な知的発達に遅れはないが、聞く、話す、読む、書く、計算する、推論する能力のうち、特定のものの習得と使用に著しい困難を示す。

【注意欠如・多動性障害（ADHD）】
- 注意力の障害があり、多動（落ち着きのなさ）と情動性を示す。

> 例：席にじっと座っていられない、忘れ物が多い、順番を待てない、しゃべりすぎる、いつも動き回って騒々しい

【チック】
- 自分の意図とは関係なく、突発的に身体がすばやく動く、あるいは声が出る疾患である。

> 例：瞬き、首をひねる、鼻をならす、においをかぐ、人の行動のまねをする、わいせつなしぐさをする

第4章
実習でよく行う ケアのポイント

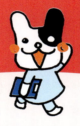

小児が受ける検査や処置は非日常のものであり、
不安を感じることが多くあります。
小児の特徴をおさえながら、早く正確に処置を行うとともに、
心理的ケアを忘れないようにしましょう。

発達段階に応じたコミュニケーション

【新生児期・乳児期】
- 自分の言葉で伝えられないため、「泣く」意味を考えることが大切である。
- 泣き方によって理由が異なるため、全身を観察しながら、原因の除去に努める。
- 「抱き癖」がつくと考えず、落ち着くまで十分に抱っこすることが重要である。
- 8か月ごろから人見知りが始まるため、白衣を見て泣くことがある。その場合は、かわいいエプロンを身につけることも対策の1つである。

■ 泣く理由の例

激しく泣き続ける	痛みがある
不機嫌に泣き続ける	発熱などで体調が悪い
ぐずぐず泣く	空腹、排泄後、寝る前など
突然泣き出す	大きな物音や振動があったり、医療機器の金属音がしたとき

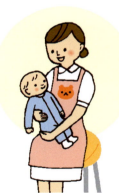

【幼児期】
- 小児は大人の表情を見て自分が受け入れられているかを知るので、自分の表情を意識することが大切である。笑顔を心がけよう。
- 幼児期は遊びが生活の主体のため、遊びの環境をつくる。小児と仲よくなるために、ゲーム（じゃんけんなど）を取り入れるの

- も1つである。
- 幼児期は特によくしゃべるので、しっかりと話を聞く。あせらずに言葉を引き出したり、言葉を補ったり、小児の発した言葉を繰り返すことも効果的である。
- 十分にスキンシップをとることも大切である。

【学童期】

- 「1人の個人としてみてほしい・認めてほしい」という気持ちが強くなるため、小児の自尊心を傷つけないように、子ども扱いしない。
- 他者との不必要な比較は避ける。その子自身のよいところをみつけてほめることが大切である。
- 発達段階に合ったゲームなどの遊びを取り入れることは、コミュニケーションの促進に役立つ。

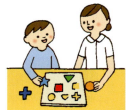

【思春期】

- 自分の容姿に敏感になる時期なので、身体的特徴にふれすぎない。容姿やスタイルを話題にするのではなく、今、夢中になっていることを聞いて、そこから話題を広げよう。
- 身体的ケアを行うときは、羞恥心に十分、配慮する。
- アイデンティティを確立している時期であり、命令口調では小児の自尊心を傷つけることがある。小児の言い分を十分に聞きながらかかわることが重要である。

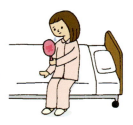

実習でよく行うケアのポイント 67

バイタルサイン測定

【バイタルサイン測定のポイント】

- 原則、安静時に測定する。
- 短時間で正確に測定することが重要である。
- 測定値は啼泣や運動、食事などに影響を受けやすいため、測定していることを気づかせないようにする、小児が泣かない工夫をすることが大切である。
- 小児のバイタルサインは、原則として呼吸→脈拍(心拍)→体温→血圧の順に測定する(小児に直接触れないものから行う)。

■小児のバイタルサイン測定の順番と特徴

呼吸数	脈拍数	体温	血圧
成人よりも多く、腹式呼吸から胸腹式・胸式呼吸に移行	成人よりも多く、年齢が上がるにつれ減少	成人よりも高い(10〜15歳でほぼ成人と同じ)	年齢とともに高くなる

■小児のバイタルサイン基準値

	呼吸数(回/分)	脈拍数(回/分)	体温(℃)	血圧(mmHg) 収縮期血圧	拡張期血圧
新生児	30〜50	120〜140	37.5	60〜80	60
乳児	30〜40	110〜130	37.1	80〜90	60
幼児	20〜30	90〜110	37.0	90〜100	60〜65
学童	18〜20	80〜100	36.9	100〜110	60〜70

【呼吸の観察】

- 呼吸数は**1分間**測定する。
- 聴診器は事前に手で温めるなどして、前面と背面の両方を測定する。
- 呼吸数、呼吸音、呼吸のリズム・深さとともに、随伴症状(チアノーゼ、苦悶様表情（くもんよう）、咳嗽（がいそう）・喀痰（かくたん）の有無)を観察する。

■呼吸音の測定部位と順番

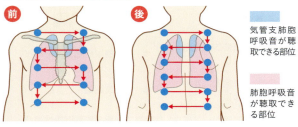

気管支肺胞呼吸音が聴取できる部位

肺胞呼吸音が聴取できる部位

■異常音（副雑音）の種類

長さ	性質	名称	音の例	主な原因
連続性	高調性	笛声音 ウィーズ (wheeze)	ヒューヒュー	細い気管支の狭窄
連続性	低調性	いびき音 ロンカイ (rhonchi)	グーグー	太い気管支の狭窄
断続性	粗い	水泡音 コース (coarse クラックル crackles)	ブクブク	気道内に貯留した分泌物による気泡の破裂音
断続性	細かい	捻髪音 ファイン (fine クラックル crackles)	パチパチ	線維化した肺胞が膨らむ音

第4章 バイタルサイン測定

実習でよく行うケアのポイント

■ 呼吸回数・深さの異常

	回数	深さ	疑われる疾患など
頻呼吸	⬆	➡	肺炎、呼吸不全、発熱
徐呼吸	⬇	➡	頭蓋内圧亢進、麻酔時
多呼吸	⬆	⬆	呼吸窮迫症候群、過換気症候群、肺血栓塞栓症
少呼吸	⬇	⬇	死戦期、麻痺
過呼吸	原則的に変化なし	⬆	糖尿病性アシドーシス
減呼吸（浅呼吸）	原則的に変化なし	⬇	睡眠時
無呼吸	呼吸が一度停止した状態		新生児無呼吸性発作

■ 呼吸パターンの異常

	状態	疑われる疾患など
クスマウル呼吸	ゆっくりとした深く粗い規則的な呼吸	糖尿病ケトアシドーシス、尿毒症
チェーン・ストークス呼吸	無呼吸→過呼吸→減呼吸→無呼吸を繰り返す	心不全、尿毒症、脳出血、脳腫瘍、臨死期
ビオー呼吸	急速かつ短い促迫呼吸と無呼吸期間が不規則に繰り返される	脳腫瘍、脳挫傷、髄膜炎、脳炎

【脈拍測定】

● 1分間脈拍数を測定する。脈拍のリズム・強弱も一緒に観察する。

■ 脈拍を触知しやすい動脈

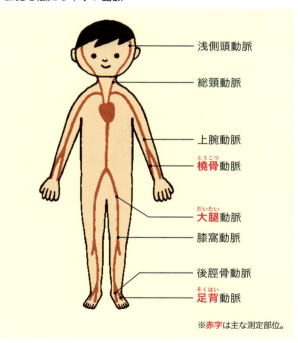

- 浅側頭動脈
- 総頸動脈
- 上腕動脈
- **橈骨**(とうこつ)**動脈**
- **大腿**(だいたい)**動脈**
- 膝窩動脈
- 後脛骨動脈
- **足背**(そくはい)**動脈**

※**赤字**は主な測定部位。

第4章 バイタルサイン測定

Check 経皮的動脈血酸素飽和度(SpO₂)を測定できるパルスオキシメーターでは、脈拍数も表示される。SpO₂ 95％以下は注意が必要である

実習でよく行うケアのポイント

【心拍測定】

- 循環器系疾患やぐずって脈拍測定できない場合は、心拍を測定する。
- 心尖部に聴診器を当て、**1分間**心拍数を測定しながら、心雑音やリズム不整の有無を観察する。

■ 心拍の聴診部位

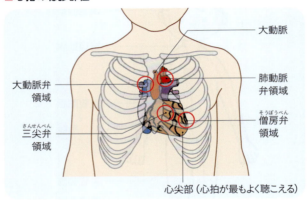

■ 主な心雑音の種類

	内容	原因
収縮期雑音	Ⅰ音とⅡ音の間に聴こえる雑音	僧帽弁逆流、僧帽弁逸脱症、心室中隔欠損症など
拡張期雑音	Ⅱ音の終わりからⅠ音のはじまりに聴こえる音	大動脈弁閉鎖不全、僧帽弁狭窄症など
ギャロップ音	Ⅰ音・Ⅱ音にⅢ音またはⅣ音が加わる3拍子の音	心不全など

【体温測定】

- 体温は腋窩、口腔、直腸、鼓膜で測定する。
- 測定部位によって体温が変わるため、測定部位は同じにする。
- 随伴症状(脱水、悪寒戦慄、末梢冷感など)を一緒に観察する。
- 平熱よりも1℃高ければ発熱として扱う。

■腋窩での測定(乳幼児)

- 小児を膝にのせ抱っこして測定する。
- おもちゃなどを見える位置に置いておくと、小児の関心が向かい、機嫌よく測定できる。

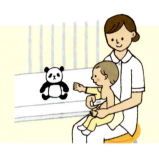

■腋窩での測定(学童)

- 腋窩の最深部に対して45度の角度で体温計を挿入する。

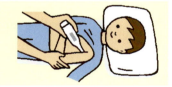

■直腸での測定(新生児)

- 体温計を肛門から3cm程度入れる。

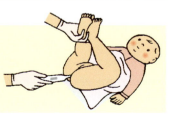

【血圧測定】

● 小児の年齢・体型に合わせたマンシェットを選択する。上腕の2/3を覆うものを選択する。
● 主な測定部位：上腕動脈

■マンシェットの幅のめやす

年齢	幅（cm）	長さ（cm）
新生児〜3か月未満	3	15
3か月〜3歳未満	5	20
3歳〜6歳未満	7	20
6歳〜9歳未満	9	25
9歳以上	12〜14	30

■小児の年代別、性別高血圧基準

		収縮期血圧 （mmHg）	拡張期血圧 （mmHg）
幼児		≧120	≧70
小学校	低学年	≧130	≧80
	高学年	≧135	≧80
中学校	男子	≧140	≧85
	女子	≧135	≧80
高等学校		≧140	≧85

日本高血圧学会高血圧治療ガイドライン作成委員会編：高血圧治療ガイドライン2014.
ライフサイエンス出版，東京，2014：105．より転載

■血圧測定（聴診法）のポイント

❶ 小児に応じたマンシェットを選択する（**左表**参照）。

 Check 同じ年齢でも体格によって最適なサイズが異なるので、サイズを確認しながら選ぼう

❷ 測定部位にマンシェットを、1〜2本指が入る程度のゆとりをもたせて巻く。
❸ 測定部位を心臓の高さと同じにする。
❹ 動脈を触知した部位に聴診器を置く。
❺ マンシェットを加圧する。
　→加圧のめやす：測定する小児の通常の収縮期血圧より15〜20mmHg程度上がるまで
❻ マンシェットを減圧する。
　→減圧の速度：2〜4mmHg/秒の速度

<脈拍のアセスメント>
● 最初に脈拍音が聴こえたときの値→収縮期血圧（最高血圧）
● 脈拍音が聴こえなくなったときの値→拡張期血圧（最低血圧）

※触診法では、減圧しながら最初に脈が触れ始めたところを収縮期血圧として測定する。拡張期血圧は測定できない。

❼ マンシェット内の空気を抜いて終了する。

身体測定

- 小児の成長・発達に合った測定器具を使用する。
- 測定時は毎回、測定条件を同じにする。

■ 身体測定のポイント

身長	● 乳児～2歳までは乳児用身長計にて仰臥位で行う（**下図左**） ● 立位が可能になったら一般身長計で行う（**下図右**） ● 頭頂から足底までの長さを測定する
体重	● 乳児は乳児用体重計にて仰臥位で測定する ● 一般的にはおむつを着けたまま測定し、おむつの重さを引く ● 目盛を「0」にして、乳児を裸にしてから体重計に乗せる ● 嫌がる場合は抱っこして測り、抱っこしている者の体重を引く ● 立位が可能になったら一般体重計で測定する
胸囲	● 乳幼児は寝かせて行う ● 肩甲骨の直下から乳頭直上部を通るように、胸部周囲にメジャーを密着させて巻く
頭囲	● 乳幼児は寝かせて行う ● 後頭結節（後頭部の最も突出した部分）から前頭結節（眉間の中央）を通るようにメジャーを密着させて巻く
腹囲	● 仰臥位で行う

■ 乳児の身長計での測定

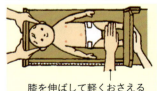

膝を伸ばして軽くおさえる

Check 援助するときは絶対に目を離さず、手が届く位置に立つ

■ 学童の一般身長計での測定

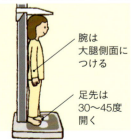

腕は大腿側面につける

足先は30～45度開く

沐浴

■ 沐浴のポイント

① 必要物品を準備する。
② 38～40℃のお湯を沐浴槽に入れる。
③ 少し熱めのお湯をかけ湯として別に準備する。
④ 沐浴後、すぐに着替えられるように、バスタオルの下に着替えを広げて準備しておく。
⑤ 乳児をタオルでくるんで浴槽に入れる(タオルでくるむと乳児は安心する)。足先からゆっくり湯に入れ、足底は沐浴槽の壁につける。
⑥ 乳児が上向きの状態で、顔、頭部、頸部、上肢、胸腹部、下肢の順で洗う。手を握っているときは、小指から開いて洗う。
⑦ 右手で乳児の左腋窩をつかんで背中を上にし、背中と殿部を洗う。

 Check このとき顔が湯に浸らないよう注意する

⑧ その後、上向きに戻し、陰部を洗ってかけ湯をし、湯からあげる。

シャワー浴

● 小児が立っていられる場合は、同じ目の高さに屈み、シャワーは足元からゆっくりと上半身に向かってかけていく。頭は、小児のタイミングをみてシャワーをかける。体を洗っているときも、シャワーは肩からかけ続け、保温に努める。
● タオルは事前に手の届くところに置いておき、シャワー後すぐに拭けるようにする。
● 点滴中は、点滴刺入部にビニール袋やラップを巻いてシャワー浴をする場合がある。

おむつ交換

1. 必要物品を用意する。
2. 手袋を装着する。
3. 小児の殿部に手を入れて殿部を持ち上げ、新しい紙おむつを敷く。
4. 陰部と殿部の清拭を行う。
   - 男児の場合：陰嚢・陰部を持ち上げ、下部から上部に清拭する。特に陰嚢の裏側は汚れがたまりやすいので注意する。
   - 女児の場合：尿道→会陰→肛門というように前面から肛門側に向かって拭く。押さえるようにやさしく拭く。
5. 汚れた紙おむつを丸めながら取り出す。

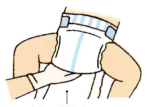

新しい紙おむつ

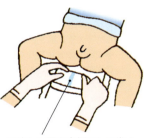

汚染した面を内側にして巻く

殿部の挙上は片手を挿入して行う。両足をまとめて持ち上げると、股関節脱臼が生じる危険がある

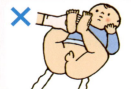

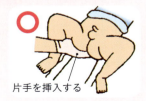

片手を挿入する

❻ 新しい紙おむつを当て、
テープを止める。

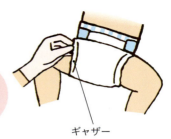

ギャザー

おむつのギャザーが
内側に入っていない
ことを確認しましょう

 パンツタイプの紙おむつの場合は、
次のように交換する

寝かせてはかせる場合

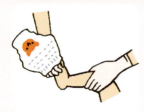

● 紙おむつに手を入れ、小児の足を片方ずつ通す。

立たせてはかせる場合

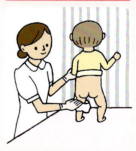

● 紙おむつを広げ、小児の足を片方ずつ通す。

第4章 おむつ交換

安全対策

- 小児は月齢が小さいほど頭部の割合が大きいため、身体のバランスが崩れやすい。転倒・転落など安全への配慮が欠かせない。

■転倒・転落防止のポイント

- ベッド上の整理整頓を行う（毛布などは重ねない）
- 前後のベッド柵は、必ず最上段まで上げる
- ベッドから離れる際、患児から目を離す際は、声をかけて必ずベッド柵を上げる。家族がベッド上に一緒にいても、基本的に柵は上げる
- ベッド柵を下ろす際は、患児の手足が離れていることを確認する
- 患児の様子を観察するため、カーテンを開けておく
- 患児を椅子やベビーカーに座らせたまま、その場を離れない
- 鎮静薬などの服薬後は、ベッド上に立ち上がらせたり、歩行させたりしない

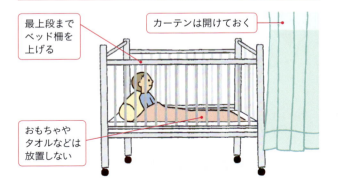

- 最上段までベッド柵を上げる
- カーテンは開けておく
- おもちゃやタオルなどは放置しない

与薬

- 薬用量の計算方法には、①年齢から求める方法(アウグスベルガー[Ⅰ]の式)、②体表面積から求める方法(クラークの式、コステフの式)がある。
- 与薬方法は発達段階に合わせて選択する。
- 与薬のミスは子どもに与える影響が大きいため、6つのR*を確認することが大切である。

■坐薬与薬のポイント

乳幼児期	●実施時の体位:左側臥位、仰臥位 ●挿入後は抱っこしたりして坐薬の排出を防ぐ ●10〜15分後に確認する
学童期以降	●実施時の体位:左側臥位 根拠 左側臥位は直腸内で溶解した坐薬の流入効果が期待できるため

■点眼与薬のポイント

乳幼児期	●仰臥位または抱っこして頭部を固定して与薬する ●下眼瞼を軽く引き下げて結膜嚢内に滴下する
学童期	●座位または膝の上にのせて頭部を少し後ろに反らせた体位、もしくは仰臥位で与薬する ●下眼瞼を軽く引き下げて結膜嚢内に滴下する

*【6R】Right Patient(正しい患者)、Right Drug(正しい薬剤)、Right Dose(正しい用量)、Right Route(正しい投与経路)、Right Time(正しい時間)、Right Purpose(正しい目的)

■経口与薬のポイント

乳幼児期	● 哺乳と次の哺乳の間や哺乳直前の空腹時に飲ませる ● 睡眠前後は避け、授乳前や食事前、機嫌のよいときに与える ● 散剤は水などでだんご状にして頬の内側にこすりつける。また、舌の奥が苦みを感じにくいので、奥歯に沿って少しずつ飲ませる ● ミルクやごはんには混ぜない。どうしても嫌がるときは、好きな物に混ぜる ミルクなどに混ぜることにより、嫌いになることがあるため ● 生後2〜3か月ごろになったら、哺乳びんの乳首内に水薬や溶解した散剤を入れる ● スプーンを嫌がらなくなったら、スプーンで舌の上にのせる
学童期 思春期	● 看護師が見守りながら、小児1人で服用する

 飲みやすくするために混ぜる食品は、味の濃いプリン、ヨーグルト、ゼリーなどがよい。また、アイスクリームの冷感も苦味を紛らわせる効果がある。配合変化に注意して選択する

輸液療法

【輸液ポンプ、シリンジポンプ】

- 薬剤を一定の速度で投与するために使われるのが、輸液ポンプやシリンジポンプである。特に輸液管理が重要な小児では、用いられることが多い。
- シリンジポンプは抗菌薬の投与の際に多く使われる。

■ シリンジポンプの例

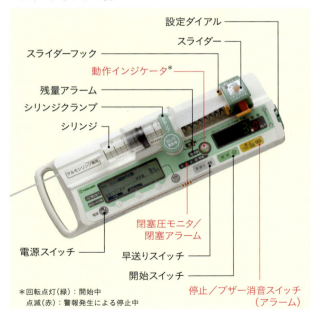

設定ダイアル
スライダー
スライダーフック
動作インジケータ*
残量アラーム
シリンジクランプ
シリンジ
閉塞圧モニタ／閉塞アラーム
電源スイッチ
早送りスイッチ
開始スイッチ
停止／ブザー消音スイッチ（アラーム）

*回転点灯（緑）：開始中
　点滅（赤）：警報発生による停止中

赤字はアラームに関係する部位

■輸液ポンプの例

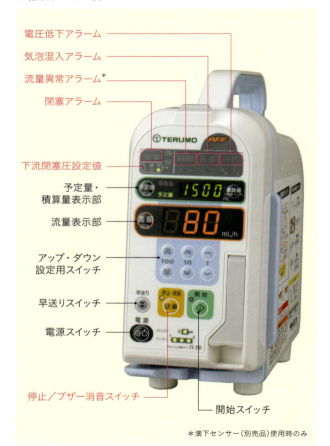

*滴下センサー(別売品)使用時のみ

赤字はアラームに関係する部位

■輸液ポンプのアラームの原因と対応

	原因	対応
閉塞 アラーム	● 輸液ラインの屈曲・つぶれ ● クレンメの開放忘れ ● 血管内留置カテーテルの閉塞	● ボーラス注入がされないよう注意してクレンメを開放する ● 輸液ラインを末梢に挿入された留置カテーテルまでたどって閉塞の原因を確認する
気泡混入 アラーム	● 輸液ボトルが空になっている ● 輸液ラインに気泡が発生している ● 輸液ルートが正しくセットされていない	● クレンメを閉じ、ドアを開ける ● 気泡を取り除く ● 輸液ルートを確認し正しくセットする
電圧 アラーム	● 内蔵バッテリーの残量が少ない ● AC電源ケーブルがコンセントに入っていない	● すみやかにAC電源ケーブルをコンセントに接続する
流量異常 アラーム	● 滴下センサーが滴下ノズルや液面に近すぎる ● 斜めに傾いた状態で使用している ● 輸液ポンプに適合しない輸液ラインを使用している	● 滴下センサーが正しい位置にあるか確認する ● 輸液ルートは正しいルートを使用しているか確認する

第4章 輸液療法

Check アラーム防止のため、特に、検査時やトイレ歩行時、洗髪時、コンセントを抜いたときはバッテリーの残量を確認することが大切である

■ 輸液セット

	微量輸液セット (小児用輸液セット)	成人用輸液セット (急速に輸液を注入したい場合に使用)
滴下量	1mL≒60滴	1mL≒20滴
輸液ポンプを使用する場合	時間あたりの投与量が100mL以下で使用	時間あたりの投与量が100mL以上でも使用
滴下数の計算方法(滴下数/分)	輸液量(mL)×60滴÷指示された点滴の所要時間(分)	輸液量(mL)×20滴÷指示された点滴の所要時間(分)
滴下にかかる所要時間の計算方法(分)	輸液量(mL)×60滴÷1分間の滴下数(分)	輸液量(mL)×20滴÷1分間の滴下数(分)

Check 抗菌薬のつくり方の例
例えば、スルバシリン1.5gを生理食塩水20mLで溶いて、スルバシリン1gを投与する場合、どうすればよいか。
答え)生理食塩水20mLのうち、注射器で3mLを引いて、それをスルバシリン1.5gで溶く。スルバシリンは1gの指示なので、2/3(2mL)を使い、残りの1/3(1mL)は捨てる。その後、注射器に残った2mLを残りの生理食塩水で溶いて、計19mLをシリンジポンプにセットする

【穿刺部位の選択、観察ポイント】

- 小児の利き手・癖・習慣などを確認して選択する。
- 留置針が体動で抜けないようにシーネ(点滴固定板)で固定する。
- 毎日、清拭時には、シーネを交換する。

■穿刺部位の選択ポイント

- 利き手でない
- 生活上の制限が少ない
- おしゃぶりなどを妨げない
- 太い血管

■刺入部位の固定のポイント

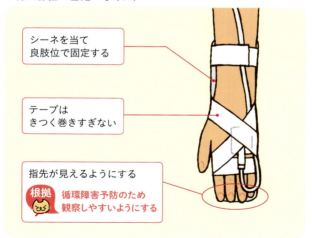

- シーネを当て良肢位で固定する
- テープはきつく巻きすぎない
- 指先が見えるようにする
  - 根拠 循環障害予防のため観察しやすいようにする

■ 点滴中の観察項目

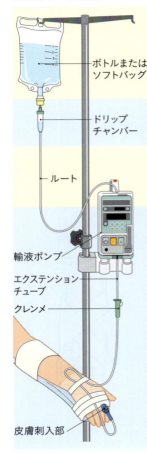

ボトルまたはソフトバッグ
- 残量：指示通り注入できているか
- 性状：追加輸液などによる変質はないか
- 直接日光が当たらないか
- 点滴ボトルの液面は心臓・点滴刺入部より高くなっているか
- 必要時、エア針は刺入されているか

ドリップチャンバー
- 滴下速度、注射液の量
- スタンドの高さを考慮しながら微調整する

ルート
- 点滴ルートの屈曲・圧迫の有無
- クレンメは開通しているか
- 患児が触ったり、ひっかけてしまう位置にないか

輸液ポンプ
エクステンションチューブ
クレンメ
皮膚刺入部

- 固定は確実か、テープがきつすぎたりゆるすぎたりしないか
- テープによる発赤・かぶれ・かゆみ、シーネの圧迫の有無
- 挿入部が関節や体で圧迫されていないか
- 挿入部から液の漏れはないか
- ドレッシング材が剥がれていないか
- 血管に沿って発赤・疼痛、熱感など静脈炎の症状はないか（あればすぐ抜去）
- 小児の状態：バイタルサイン、全身状態、水分出納など

栄養

【摂食行動の発達】

● 吸啜反射の消失に伴い、摂食・嚥下機能が発達していく。

■ 摂食・嚥下機能の発達

哺乳期		● 哺乳反射により、乳汁を喉に流し込む
離乳初期 ● 嚥下機能獲得 ● 捕食機能獲得		● 最初は舌が**前後**に動くが、だんだん口を閉じてごっくんとする
離乳中期 ● 捕食機能獲得 ● 押しつぶし機能獲得		● 舌が**前後、上下**に動く ● 2〜3秒もぐもぐして飲み込む
離乳後期 ● すりつぶし機能獲得		● 舌が**前後、上下、左右**に動く ● 頬を膨らませて噛む
完了期		● 姿勢を保持し、自分の手でつかんで食べる ● 前歯で食物を噛み切る ● 食器具を使って食べる

実習でよく行うケアのポイント 89

【離乳】

● 離乳とは、母乳または育児用ミルクなどの乳汁栄養から幼児食に移行する過程である。

● 離乳の完了とは、形のある食物を噛み潰すことができるようになり、エネルギーや栄養素の大部分が母乳または育児用ミルク以外の食物からとれるようになった状態である。

■ 離乳の進め方のめやす

時期			離乳の開始 生後5・6か月ごろ
食べ方のめやす			● 小児の様子をみながら、1日1回1さじずつ始める ● 母乳やミルクは飲みたいだけ与える
食事のめやす（調理形態）			なめらかにすりつぶした状態
1回あたりのめやす量	I	穀類(g)	つぶしがゆから始める。すりつぶした野菜なども試してみる。慣れてきたら、つぶした豆腐・白身魚などを試してみる
	II	野菜・果物(g)	
	III	魚(g) または肉(g) または豆腐(g) または卵(個) または乳製品(g)	

※上記の量はあくまでもめやすであり、小児の食欲や成長・発達の状況に応じて食事の量を調整する。

- 離乳は、早すぎると腸内細菌のバランスが崩れて低体温になる。反対に、遅すぎるとタンパク質・鉄分・ミネラル不足から貧血になる。
- はちみつは乳児ボツリヌス症予防のため、1歳になるまで与えない。

		離乳の完了
7・8か月ごろ	**9〜11か月ごろ**	**12〜18か月ごろ**
● 1日2回食で、食事のリズムをつけていく ● いろいろな味や舌ざわりを楽しめるように食品の種類を増やしていく	● 食事のリズムを大切に、1日3回食に進めていく ● 家族一緒に楽しい食卓体験を	● 1日3回の食事のリズムを大切に、生活リズムを整える ● 自分で食べる楽しみを手づかみ食べから始める
舌でつぶせるかたさ	歯ぐきでつぶせるかたさ	歯ぐきで噛めるかたさ
全がゆ50〜80	全がゆ90〜軟飯80	軟飯90〜ご飯80
20〜30	30〜40	40〜50
10〜15 10〜15 30〜40 卵黄1〜全卵1/3 50〜70	15 15 45 全卵1/2 80	15〜20 15〜20 50〜55 全卵1/2〜2/3 100

厚生労働省「授乳・離乳の支援ガイド」

【栄養評価】

■小児の主な栄養評価法

●身体計測：身長、体重、身体発育の評価法(**p.14**)
●血液検査：アルブミン、BUN、クレアチニンなど
●基礎代謝

■基礎代謝量

性別	男児			女児		
年齢 (歳)	基礎代謝 基準値 (kcal/kg 体重/日)	参照体重 (kg)	基礎 代謝量 (kcal/日)	基礎代謝 基準値 (kcal/kg 体重/日)	参照体重 (kg)	基礎 代謝量 (kcal/日)
1〜2	61.0	11.5	700	59.7	11.0	660
3〜5	54.8	16.5	900	52.2	16.1	840
6〜7	44.3	22.2	980	41.9	21.9	920
8〜9	40.8	28.0	1,140	38.3	27.4	1,050
10〜11	37.4	35.6	1,330	34.8	36.3	1,260
12〜14	31.0	49.0	1,520	29.6	47.5	1,410
15〜17	27.0	59.7	1,610	25.3	51.9	1,310

厚生労働省「日本人の食事摂取基準(2015年版)」

■推定エネルギー必要量（kcal／日）

性別	男児			女児		
身体活動レベル	Ⅰ（低い）	Ⅱ（ふつう）	Ⅲ（高い）	Ⅰ（低い）	Ⅱ（ふつう）	Ⅲ（高い）
0〜5月	——	550	——	——	550	——
6〜8月	——	650	——	——	600	——
9〜11月	——	700	——	——	650	——
1〜2歳	——	950	——	——	900	——
3〜5歳	——	1,300	——	——	1,250	——
6〜7歳	1,350	1,550	1,750	1,250	1,450	1,650
8〜9歳	1,600	1,850	2,100	1,500	1,700	1,900
10〜11歳	1,950	2,250	2,500	1,850	2,100	2,350
12〜14歳	2,300	2,600	2,900	2,150	2,400	2,700
15〜17歳	2,500	2,850	3,150	2,050	2,300	2,550

※身体活動レベルは、低い、ふつう、高いの3つのレベルとして、それぞれⅠ、Ⅱ、Ⅲで示した。
厚生労働省「日本人の食事摂取基準（2015年版）」

■タンパク質・脂質の食事摂取基準

月・年齢	タンパク質（g/日、推奨量）	脂質（%エネルギー、目標量）
0〜5月	10*	50*
6〜8月	15*	40*
9〜11月	25*	40*
1〜2歳	20	20〜30
3〜5歳	25	
6〜7歳	●男子：35 ●女子：30	
8〜9歳	40	
10〜11歳	50	
12〜14歳	●男子：60 ●女子：55	
15〜17歳	●男子：65 ●女子：55	

厚生労働省「日本人の食事摂取基準（2015年版）」　　　　　　　　＊目安量

■鉄・カルシウムの食事摂取基準（推奨量）

月・年齢	鉄（mg/日）		カルシウム（mg/日）	
	男児	女児	男児	女児
0〜5月	0.5*	0.5*	200*	200*
6〜11月	5.0	4.5	250*	250*
1〜2歳	4.5	4.5	450	400
3〜5歳	5.5	5.0	600	550
6〜7歳	6.5	6.5	600	550
8〜9歳	8.0	8.5	650	750
10〜11歳	10.0	●月経なし：10.0 ●月経あり：14.0	700	750
12〜14歳	11.5	●月経なし：10.0 ●月経あり：14.0	1,000	800
15〜17歳	9.5	●月経なし： 7.0 ●月経あり：10.5	800	650

厚生労働省「日本人の食事摂取基準（2015年版）」　　　　　　　　　　＊目安量

■ビタミンB₁・B₂・Kの食事摂取基準（推奨量）

月・年齢	ビタミンB₁ （mg/日）		ビタミンB₂ （mg/日）		ビタミンK （μg/日）	
	男児	女児	男児	女児	男児	女児
0〜5月	0.1*	0.1*	0.3*	0.3*	4*	4*
6〜11月	0.2*	0.2*	0.4*	0.4*	7*	7*
1〜2歳	0.5	0.5	0.6	0.5	60*	60*
3〜5歳	0.7	0.7	0.8	0.8	70*	70*
6〜7歳	0.8	0.8	0.9	0.9	85*	85*
8〜9歳	1.0	0.9	1.1	1.0	100*	100*
10〜11歳	1.2	1.1	1.4	1.3	120*	120*
12〜14歳	1.4	1.3	1.6	1.4	150*	150*
15〜17歳	1.5	1.2	1.7	1.4	160*	160*

厚生労働省「日本人の食事摂取基準（2015年版）」　　　　　　　　　　＊目安量

【食事介助】

- だいたい1人で食事ができるようになるのは、3歳ごろである。
- 小児にとって食事は食べるだけではなく、正しい食習慣を獲得するためのものであることを意識しよう。
- 食事介助を行う際は、全身状態の観察、食物アレルギーの有無などを確認する。

Check 食物アレルギーで多いのは、鶏卵、牛乳、小麦、甲殻類などである。特に皮膚症状を注意して観察しよう

【経管栄養】

- 経口での栄養摂取が十分でない場合に、経管栄養を行う。経管栄養には、経鼻経管栄養、胃瘻・腸瘻がある。

■経鼻経管栄養のポイント

カテーテルの太さ	● 新生児：5Fr ● 乳児：6〜8Fr ● 幼児：8〜10Fr ● 学童〜：12〜14Fr
カテーテル挿入のめやす	鼻の先端から外耳孔まで＋外耳孔から剣状突起まで
注入時の体位	ファウラー体位
実施時のポイント	カテーテルが抜けないように固定する
注入中の観察項目	誤嚥が疑われる症状を確認する（むせる、咳込む、チアノーゼ、SpO_2の低下など）→むせ・咳込みがある場合は、注入を中止する

酸素療法

- 酸素療法は一般的に、SpO$_2$90％以下、動脈血酸素分圧（PaO$_2$）60mmHg以下で適応される。
- 酸素投与の方法は、小児の発達段階や活動内容をふまえて検討する。

■酸素療法の種類と特徴

種類	特徴など
鼻腔カニューラ	●扱いやすく、圧迫感はない ●6L/分以上の酸素は投与できない ●カニューラを装着してから酸素を流すと不快なため、事前に酸素を流しておく ●固定のテープの位置はときどき変える（皮膚の損傷予防のため）
酸素マスク	●扱いやすいが、体動によって外れやすい ●圧迫感を感じやすい ●ゴムがきつすぎないか確認する ●マスクや酸素のにおいを嫌がるときは、バニラエッセンスなど香りがするものを塗るなど工夫する ●顔が濡れた場合は適宜拭く

種類(写真は一例)	特徴など
ベンチュリーマスク 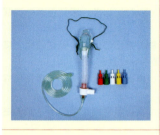	●正確に酸素濃度を調節できる ●体動によって外れやすい ●圧迫感を感じやすい ●蛇管に水滴がたまっていないか適宜チェックする ●蛇管が引っ張られないよう、ゆるみをもたせながら、ベッド柵などにひもで固定する
酸素テント 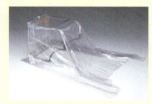 アトム酸素テントOX-100 (アトムメディカル)	●体動の激しい乳幼児に適している ●加湿や結露により、シーツや衣類が湿りやすいため、適宜着替えさせる ●低体温に注意する ●くもりやすいため、内側から乾拭きする
酸素ボックス 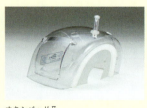 オキシパッドⅡ (アトムメディカル)	●体動の激しくない乳幼児に適している ●加湿や結露により、シーツや衣類が湿りやすいため、適宜着替えさせる ●くもりやすいため、内側から乾拭きする ●頸部が開きすぎる場合は、タオルで調節する

吸入

- 水分や薬液を微粒子（細かい霧状）にして、吸気とともに吸入することをいう。
- 吸入の目的は、気道内分泌物の排出の促進、薬剤の吸入による気管支の拡張、消炎、鎮痛などがある。
- 呼吸器感染症、気管支喘息、術後、挿管チューブ抜管後などに用いられることが多い。
- 吸入にはネブライザーと呼ばれる噴霧器を用いる。吸入されたエアロゾル粒子の大きさにより、到達部位が異なる。

■ネブライザーの主な種類

種類	粒子径	特徴	到達部位
超音波式ネブライザー	1〜8μm	超音波振動によって液体をエアゾール化する	肺胞まで
ジェットネブライザー	3〜15μm	毛細血管現象を利用し液体をエアゾール化する	気管支まで
定量噴霧式ネブライザー	2〜7μm	小さなボンベ容器に液体ガスと薬液の混合物を高圧で充填し、微粒子を発生させる	細気管支・肺胞まで

■ジェットネブライザー使用時のポイント

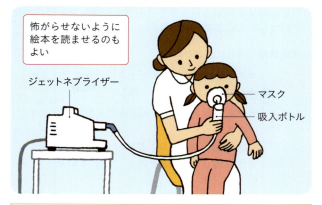

怖がらせないように絵本を読ませるのもよい

ジェットネブライザー

マスク

吸入ボトル

- 吸入前に呼吸音を聴取する。
- 小児が腹式呼吸できるよう、おなかに手を当てて膨らませるように指導する。
- 口腔内に貯留したものは飲み込まず吐き出させる。
- 吸入時間は10分程度とする。
- 実施後は呼吸音を聴取し、実施前と比較する。小児にはうがいをしてもらう。

Check ネブライザーを嫌がる場合は、まず原因を考えてみよう。
- 白いモクモク（煙）が怖いのか
- においが嫌なのか
- 音が怖いのか
- 機器の形が怖いのか

● 小児の成長・発達にとって遊びは重要である。小児のかかわりに遊びを取り入れる場合は、発達段階に合わせた遊びを知っておくことが大切である。

■ 発達段階に合わせた遊びの例

乳児期	● 天井からつるしたモビール・ガラガラ ● 音の鳴るおきあがりこぼし
幼児期	● 感覚運動遊び(例：入浴時の水遊び)：1歳半ごろまで ● 象徴遊び(例：ごっこ遊び)：1歳半〜3・4歳 ● 受容遊び(例：話を聞く、ビデオを見る)：幼児期以降 ● 構成遊び(例：積み木、絵を描く)：2歳〜幼児後期以降盛ん
学童期	● 集団で身体を動かす遊び(例：鬼ごっこ、かけっこ) ● 道具を使った遊び(例：折り紙、お絵描き、オセロ、トランプ、将棋、囲碁など)

Check 病院内で実施しやすい遊びに折り紙がある。実習前に折り紙の折り方をいくつか調べておくのもよい

苦痛などへの援助方法

【プレパレーション】

- プレパレーションは<u>心理的準備</u>と訳され、入院生活や治療、検査、処置などに対する小児の不安や恐怖を最小限にすることである。
- 子どもの発達段階や個別性に沿って、絵本やビデオなどを用いて正しい知識を提供する。これらの説明により、小児は主体的に臨めるようになる。

■プレパレーションの例

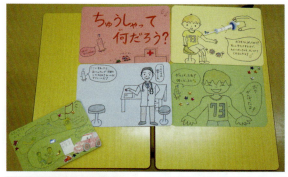

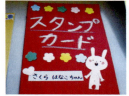

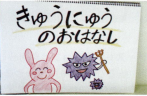

※p.101〜103の写真はすべて鹿児島医療技術専門学校の学生によって作成。

■ プレパレーションの例（つづき）

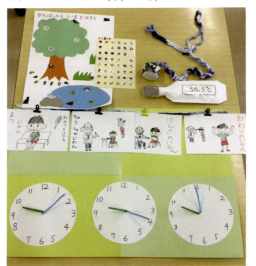

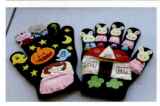

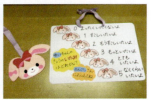

【ディストラクション】
● ディストラクションは気晴らしという意味であり、検査や治療、処置の間に、おもちゃや音楽などを用いて、小児の意識をそらしたり、苦痛を最小限にすることである。

退院時の指導

■退院時の主な指導ポイント

感染予防	● 家族も含めた手洗い、うがいの徹底 ● 退院日やその週末は人ごみを避ける
食事	● 食欲に応じて消化のよいものを食べる
入浴	● 発熱がなければ可能である
その他	● 退院して2〜3日は家でゆっくり過ごし、その後、登校(園)可能となる(医師に確認する)

■退院指導の例

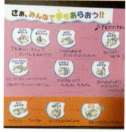

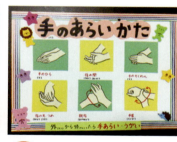

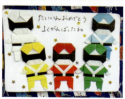

学童期の場合、ある程度回復してきたら、学校生活にスムーズに戻れるよう、入院中の日課表(時間割)をつくる。1日のスケジュールの中に、検温や昼食の時間とともに、勉強やトランプなどのゲームの時間を入れるなど、患児と相談しながらポスター(円グラフなど)をつくる

実習でよく行うケアのポイント 103

急変時の対応

【小児のBLSアルゴリズム】

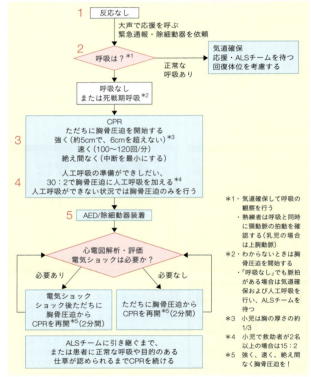

日本蘇生協議会監修：JRC蘇生ガイドライン2015．医学書院，東京，2016：184．より転載

■小児の胸骨圧迫部位

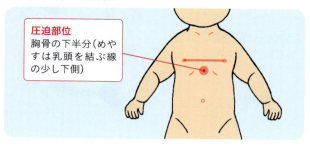

圧迫部位
胸骨の下半分(めやすは乳頭を結ぶ線の少し下側)

- 圧迫部位:胸骨の下半分
- 圧迫の深さ:胸の厚さの1/3
- 圧迫回数:100〜120回/分
- 胸骨圧迫と換気の比:
  <2人で行う場合>胸骨圧迫:人工呼吸=15:2
  <1人で行う場合>胸骨圧迫:人工呼吸=30:2

【誤飲】

- 乳幼児の最大口径である39mm以下の物は誤飲しやすく、気道閉塞の原因となる。
- 誤飲した物の種類により、内視鏡による摘出などを行う。

【気道の異物の除去方法】

背部叩打法
- 小児をうつぶせにして、上体を下げて背中を叩く。

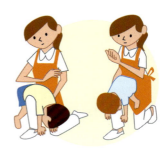

胸部突き上げ法
- 胸の中心を2本の指（中指と薬指）で力強く、数回連続して圧迫する。

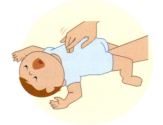

ハイムリック法
- すばやく、上腹部を圧迫する。
- 腹部の臓器を傷つける恐れがあるため、胸骨剣状突起や胸骨の真下を圧迫しないように注意する。
- 新生児・乳児では、臓器を傷める危険があるので実施しない。
- 異物を取り除いた場合でも、医師の診察を受ける必要がある。

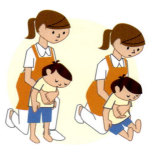

【意識評価】

■JCS（ジャパン・コーマ・スケール）乳幼児版

段階	レベル	反応
Ⅰ 刺激しなくても覚醒している状態（1桁の点数で表現）	0	正常
	1	あやすと笑う。ただし不十分で声を出して笑わない
	2	あやしても笑わないが視線は合う
	3	母親と視線が合わない
Ⅱ 刺激をすると覚醒する状態：刺激をやめると眠り込む（2桁で表現）	10	飲み物を見せると飲もうとする。あるいは乳首を見せれば欲しがって吸う
	20	呼びかけると開眼して目を向ける
	30	呼びかけを繰り返すとかろうじて開眼する
Ⅲ 刺激をしても覚醒しない状態（3桁で表現）	100	痛み刺激に対し、払いのけるような動作をする
	200	痛み刺激で少し手足を動かしたり、顔をしかめる
	300	痛み刺激に反応しない

坂本吉坂：小児神経診断学. 金原出版, 東京, 1978：36. より引用

- 桁が大きいほど重症となる。
- R：不穏、I：尿失禁、A：自発性喪失を別に表示する
  （例：30-R）

実習でよく行うケアのポイント　107

■GCS（グラスゴー・コーマ・スケール）

観察項目	反応	スコア
E (eye opening)： 開眼機能	自発的に、または普通の呼びかけで開眼する	4点
	強く呼びかけると開眼する	3点
	痛み刺激で開眼する	2点
	痛み刺激でも開眼しない	1点
V (verbal response)： 言語機能	見当識が保たれている	5点
	会話は成立するが見当識が混乱	4点
	発語はみられるが会話は成立しない	3点
	意味のない発声	2点
	発語みられず	1点
	気管挿管／気管切開	T(1点)
M (motor response)： 運動機能	命令に従って四肢を動かす	6点
	痛み刺激に対し、手で払いのける	5点
	指への痛み刺激に対して手を引っ込める	4点
	痛み刺激に対して緩徐な屈曲運動（除皮質硬直）	3点
	痛み刺激に対して緩徐な伸展運動（除脳硬直）	2点
	運動みられず	1点

● 合計点が小さいほど重症となる。
● 開眼・発語・運動機能の各項目の点数を合計し、評価する。
● 最低は3点、最高は15点となる。

108　小児看護実習クイックノート

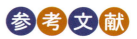

参考文献

【第1章】
1. 池西静江, 石束佳子編:看護学生スタディガイド2019. 照林社, 東京, 2018.

【第2章】
1. 池西静江, 石束佳子編:看護学生スタディガイド2019. 照林社, 東京, 2018:1052-1055.
2. 古川亮子, 市江和子編著:母性・小児実習ぜんぶガイド. プチナース2017;26(6):86-87.
3. 奈良間美保著者代表:系統看護学講座専門分野Ⅱ 小児看護学1 小児臨床看護概論 小児臨床看護総論 第13版. 医学書院, 東京, 2015.

【第3章】
1. 松岡真理:検体採取. 奈良間美保著者代表:系統看護学講座専門分野Ⅱ 小児看護学1 小児臨床看護概論 小児臨床看護総論. 医学書院, 東京, 2015:446-453.
2. 丸山彰一監修, 厚生労働科学研究費補助金難治性疾患等政策研究事業(難治性疾患政策研究事業)難治性腎疾患に関する調査研究班編:エビデンスに基づくネフローゼ症候群診療ガイドライン2017. 東京医学社, 東京, 2017.
3. 辻野睦子著, 丸山立憲医学監修:小児ネフローゼ症候群. 池西静江, 小山敦代, 西山ゆかり編:プチナースBOOKS アセスメントに使える疾患と看護の知識. 照林社, 東京, 2016:193.

4. 奈良間美保著者代表：系統看護学講座専門分野Ⅱ 小児看護学1 小児臨床看護概論 小児臨床看護総論 第13版．医学書院，東京，2015．
5. 奈良間美保著者代表：系統看護学講座専門分野Ⅱ 小児看護学2小児臨床看護各論 第13版．医学書院，東京，2015．
6. 斉藤理恵子，早坂素子，西海真理編：小児看護ポケットナビ．中山書店，東京，2008．
7. 濱松加寸子，市江和子監修：豆チョコ 母性・小児ケア．照林社，東京，2014．
8. 荒川浩一，足立雄一，海老澤元宏 他 監修，日本小児アレルギー学会作成：小児気管支喘息治療・管理ガイドライン2017．協和企画，東京，2017．
9. 日本糖尿病学会編著：糖尿病治療ガイド2016-2017．文光堂，東京，2016．
10. 日本糖尿病学会編著：糖尿病診療ガイドライン2016．南江堂，東京，2016．

【第4章】
1. 筒井真優美監修，飯村直子，江本リナ，西田志穂編：パーフェクト臨床実習ガイド 小児看護 第2版．照林社，東京，2017．
2. 山元恵子監修，佐々木祥子編著：写真でわかる小児看護技術アドバンス 小児看護に必要な臨床技術を中心に．インターメディカ，東京，2017．
3. 奈良間美保著者代表：系統看護学講座専門分野Ⅱ 小児看護学1 小児臨床看護概論 小児臨床看護総論 第13版．医学書院，東京，2015．

小児の検査基準値

■ 末梢血液像

検査項目	新生児	乳児	幼児	学童以上
赤血球数(×10^4/μL)	432±9	400±10	430±10	440±10
ヘモグロビン(g/dL)	15±0.3	12±0.2	12±0.2	14±1.0
ヘマトクリット値(%)	42±0.6	38±1.0	38±1.0	39±1.0
白血球数(/μL)	11000	9000〜11000	8000〜9000	6000〜7000
血小板数(×10^3/μL)	200±40	230±50	235±55	235±50

■ 血液生化学検査

検査項目	新生児	乳児	幼児	学童以上
総タンパク(g/dL)	5.9±0.5	6.7±0.5	7.0±0.5	7.3±1.0
アルブミン(g/dL)	3.8	4.1±0.2	4.3±0.2	4.4±0.5
総コレステロール(mg/dL)	120±25	167±43	179±27	210.9±25
中性脂肪(mg/dL)		84.5±20	76.5±10	92.7±10
ナトリウム(mEq/L)	142±4	141±2.4	142±3	142±3
カリウム(mEq/L)	5±0.9	4.7±0.5	4.4±0.5	4.2±0.5
クロール(mEq/L)	108±1	104±2	104±2	103±2
カルシウム(mEq/L)		4.7±0.2	4.7±0.2	4.8±0.3
リン(mg/dL)	5.3±1	5.3±0.6	4.3±1	3.8±0.5
尿酸(mg/dL)	3.5±1	3.0±0.9	2.5±0.9	4.4±0.6
BUN(mg/dL)	20±4	11±2	10±2	11±3
クレアチン(mg/dL)			0.8±0.1	0.7±0.1
クレアチニン(mg/dL)			0.9±0.2	0.9±0.2
AST(U/L)		36.8±3.9	24.8±2.5	21.5±2
ALT(U/L)		13.6±1.8	8.8±0.8	7.2±1
LDH(U/L)		336±90	309±77	240±40

■ 髄液検査

検査項目	新生児	乳児	幼児	学童以上
髄液初圧(cmH$_2$O)	5〜8	4〜15	7〜20	
外観	水様無色透明			
細胞数(個/μL)	0〜30	0〜10	0〜8	0〜5
タンパク(mg/dL)	45〜120	10〜20		15〜45
糖(mg/dL)	30〜80	60〜80		40〜70

※基準値は濱松加寸子，市江和子監修：豆チョコ母性小児ケア．照林社，東京，2014 を参考にして作成。上記検査基準値はあくまでも参考値である。測定法によっても異なり，各施設でそれぞれ設定されているものも多くある。

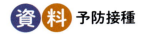# 予防接種

■ **定期接種**

ワクチン	種類	標準的な接種回数	接種方法
インフルエンザ菌b型(ヒブ)	不活化	4回	皮下注射
肺炎球菌(PCV13)	不活化	4回	皮下注射
B型肝炎	不活化	3回	皮下注射または筋肉内注射
ジフテリア、百日咳、破傷風、ポリオ(DPT-IPV)	不活化	4回	皮下注射
二種混合(DT)	不活化	1回	皮下注射
日本脳炎	不活化	4回	皮下注射
ヒトパピローマウイルス(HPV)*	不活化	3回	筋肉内注射
結核(BCG)	生	1回	経皮注射
麻疹、風疹(MR)	生	2回	皮下注射
水痘	生	2回	皮下注射

*2013年に厚生労働省より積極的な接種推奨が中止されている。

接種対象者	
初回：3回、追加1回（生後2〜60か月にいたるまで）	初回接種開始は生後2〜7か月にいたるまで
初回：3回、追加1回（生後2〜60か月にいたるまで）	●初回接種開始は生後2〜7か月にいたるまで ●追加接種は生後12〜15か月にいたるまで
生後2〜9か月の間に、27日以上の間隔をおいて2回接種した後、第1回目の注射から139日以上の間隔をおいて1回接種	接種対象者は、平成28年4月1日以後に生まれた、生後1歳にいたるまでの間にある者
1期初回：生後3〜90か月未満に3回 1期追加：生後3〜90か月未満（1期初回接種[3回]後、6か月以上の間隔をおく）	
2期：11〜13歳未満	
1期初回：生後6〜90か月未満 1期追加：生後6〜90か月未満（1期初回接種後おおむね1年をおく） 2期：9〜13歳未満	
小学校6年生〜高校1年生相当の女子	
生後1歳未満	
1期：生後12〜24か月未満 2期：5歳以上7歳未満（小学校就学前の1年間）	
生後12〜36か月の間に2回	初回接種は生後12月〜15月

■任意接種

ワクチン		種類	標準的な接種回数	接種方法	
インフルエンザ		不活化	2回	皮下注射	
ロタウイルス	1価(ロタリックス)	生	2回	経口摂取	
	5価(ロタテック)	生	3回	経口摂取	
流行性耳下腺炎		生	1回	皮下注射	

■予防接種不適当者

- ●明らかな発熱を呈している者
- ●重篤な急性疾患にかかっていることが明らかな者
- ●当該疾病にかかる予防接種の接種液の成分によって、アナフィラキシーを呈したことが明らかな者
- ●急性灰白髄炎(ポリオ)・麻疹・風疹の対象者では妊娠していることが明らかな者
- ●その他、予防接種を行うことが不適当な状態にある者

接種対象者
B類定期接種の対象者を除く全年齢で1回または2回
生後6～24週(生後6週から初回接種、少なくとも4週間の間隔をおいて2回目の接種完了)
生後6～32週(生後6週から初回接種、4週以上の間隔をおいて3回接種)
1歳以上の未罹患患者が対象

■予防接種要注意者

- ●心臓血管系疾患、腎臓疾患、肝臓疾患、血液疾患、発育障害等の基礎疾患を有することが明らかな者
- ●前回の予防接種で2日以内に発熱のみられた者、または全身性発疹等のアレルギーを疑う症状を呈したことがある者
- ●過去にけいれんの既往のある者
- ●過去に免疫不全の診断がなされている者
- ●接種しようとする接種液の成分に対して、アレルギーを呈する恐れのある者
- ●BCGについては、過去に結核患者との長期の接触がある者その他の結核感染の疑いのある者

※数字はすべて2018年3月時点。

p.112-115の予防接種については、「定期接種実施要領」「国立感染症研究所 日本の定期/任意予防接種スケジュール(平成28年10月1日以降)」を参考に作成。
https://www.niid.go.jp/niid/images/vaccine/schedule/2016/JP20161001.png
(2018.04.13アクセス)

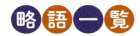

本書内に出てくる主な略語をまとめています。

	略語	正式単語	意味	ページ
A	ADHD	attention deficit hyperactivity disorder	注意欠如・多動性障害	64
	AED	automated external defibrillator	自動体外式除細動器	104
	ALL	acute lymphatic leukemia	急性リンパ性白血病	46
	ALS	advanced life support	2次救命処置	104
	ASK	anti-streptokinase antibody	抗ストレプトキナーゼ抗体	48
	ASO	anti-streptolysin O antibody	抗ストレプトリジンO抗体	48
B	BCG	bacillus calmette-Guerin	カルメット・ゲラン桿菌	104
	BLS	basic life support	1次救命処置	104
C	CPR	cardiopulmonary resuscitation	心肺蘇生	104
	CSII	continuous subcutaneous infusion	持続皮下インスリン注入療法	54

	略語	正式単語	意味	ページ
D	DPT-IPV	D:diphtheria(ジフテリア)、P:pertussis(百日咳)、T:tetanus(破傷風)、IPV：inactivated poliovirus vaccine(不活化ポリオウイルスワクチン)	4種混合ワクチン	112
G	GCS	Glasgow Coma Scale	グラスゴー・コーマ・スケール	108
	GCU	growing care unit	新生児治療回復室	3
H	HbA1c	hemoglobin A1c	ヘモグロビンA1c	53
	HMG-CoA	hydroxy-methylglutaryl-CoA	ヒドロキシメチルグルタリル補酵素A	50
	HPV	human papilloma virus	ヒトパピローマウイルス	112
I	IgE	immunoglobulin G	免疫グロブリン	20
	IVIG	intravenous immunoglobulin therapy	免疫グロブリン静注療法	44
J	JCS	Japan Coma Scale	ジャパン・コーマ・スケール(3・3・9度方式)	107
K	KD	Kawasaki disease	川崎病	44
L	LD	learning disability	学習障害	64
M	MERS	middle east respiratory syndrome	中東呼吸器症候群	63
	MR	measles-rubella vaccine	麻疹・風疹(MR)ワクチン	110
N	NICU	neonatal intensive care unit	新生児集中治療室	3
O	OGTT	oral glucose tolerance test	経口ブドウ糖負荷試験	53

略語一覧 **117**

	略語	正式単語	意味	ページ
P	PaCO$_2$	partial pressure of arterial carbon dioxide	動脈血二酸化炭素分圧	38
	PCV	pneumococcul conjugate vaccine	肺炎球菌ワクチン	112
	PEF	peak expiratory flow	ピークフロー	38
	PSAGN	post-streptococcal acute glomerulonephritis	溶連菌感染後急性糸球体腎炎	48
R	RBC	red blood cell count	赤血球数	19
S	SARS	severe acute respiratory syndrome	重症急性呼吸器症候群	63
	SMBG	self-monitoring of blood glucose	血糖自己測定	56
	SpO$_2$	saturation of percutaneous oxygen	経皮的動脈血酸素飽和度	38
W	WBC	white blood cell count	白血球数	19

あ

遊びの発達	24
アレルギー性紫斑病	45
安全対策	80

い

異常音（副雑音）の種類	69
1型糖尿病	53
一般型	11

う

ウイルス性肺炎	35
運動機能の発達	22

え

永久歯	14
栄養	89
エリクソンによる発達課題と発達危機	7

お

嘔吐	30
おむつ交換	78

か

カウプ指数	14
拡張期雑音	72
学童期	5
化骨数	12
かぜ症候群	33
学校保健安全法による出席停止期間	63
川崎病	44
感覚運動遊び	24
間代発作	31

き

気管支炎	34
気管支喘息	37
基礎代謝量	92
機能的成長・発達のめやす	16
気泡混入アラーム	85
ギャロップ音	72
急性細気管支炎	34
急性糸球体腎炎	48
吸啜反射	21
吸入	98
胸骨圧迫	105
強直間代発作	31
強直発作	31
胸部突き上げ法	106
緊張性頸反射	21

く

クスマウル呼吸	70

け

経管栄養	95
経口与薬	82
けいれん	31
血圧測定	74
欠神発作	31
下痢	28
ケルニッヒ徴候	62
原始反射	21

こ

高血糖高浸透圧症候群	57
構成遊び	24
項部硬直	62
呼吸回数・深さの異常	70
呼吸器系の発達	16
呼吸の型の推移	16
呼吸の観察	69
骨髄穿刺	47

さ

細菌性肺炎	35
坐薬	81
酸素カニューレ	96
酸素テント	97
酸素ボックス	97
酸素療法	96

し

思春期	5
シックデイ	57
自動歩行反射	21
シャワー浴	77
収縮期雑音	72
手根骨	13
手掌把握反射	21
受容遊び	24
循環器系の発達	16
消化器系の発達	17
小泉門	12
象徴遊び	24
小児の BLS アルゴリズム	104
シリンジポンプ	83
腎・泌尿器系の発達	17
神経系型	11
神経系の発達	21
心室中隔欠損症	43
滲出性下痢	28
身体測定	76
身体発育の評価方法	14
浸透圧性下痢	28
心拍測定	72
心理・社会面の発達	23

す

推定エネルギー必要量	93
水痘	59
水分出納	18
水分必要量と尿量・不感蒸泄	18
髄膜炎	62

―

スキャモンの各器官別発育曲線	11

せ

生殖器型	11
成長・発達の原則	10
摂食・嚥下機能の発達	89
全般発作	31

そ

造血機能の発達	19

た

退院時の指導	103
体温測定	73
体温調節機能の発達	19
大泉門	12
体内水分量	18
脱水	27
脱水の重症度と症状	27
脱力発作	31
探索反射	21
単純部分発作	31

ち

チェーン・ストークス呼吸	70
腸管運動性下痢	28

て

低血糖	56
ディストラクション	102
電圧アラーム	85
点眼	81
てんかん発作	31
転倒・転落防止のポイント	80

と

糖尿病ケトアシドーシス	57

に

二次性全般化発作	31
乳歯	14

乳児期 4
乳児の1日の体重増加量 12
乳児ボツリヌス症 91
尿路感染症 52

ね

ネブライザーの主な種類 98
ネフローゼ症候群 49

の

脳重量の変化 21

は

パーセンタイル 14
肺炎 34
バイタルサイン測定 68
背部叩打法 106
ハイムリック法 106
白血病 46
発達段階に応じたコミュニケーション 66
発熱 26

ひ

ビオー呼吸 70
肥満度 14

ふ

風疹 60
フェイスマスク 96
複雑部分発作 31
副腎皮質ステロイド薬の
　副作用・離脱症候群 51
部分発作 31
ブリッジェスの情緒の分化 24
ブルジンスキー徴候 62
プレパレーション 101
分泌性下痢 28

へ

閉塞アラーム 85
ベンチュリーマスク 97

ま

マイコプラズマ肺炎 34, 36
麻疹 58
マンシェットの幅のめやす 74

み

ミオクロニー発作 31
脈拍測定 71

め

免疫機能の発達 20

も

沐浴 77
モロー反射 21

や

薬用量の計算 81

ゆ

輸液セット 86
輸液ポンプ 84
輸液療法 83

よ

幼児期 4
腰椎穿刺 47

り

離乳 90
流行性耳下腺炎 61
流量異常アラーム 85
臨界期 10
リンパ系型 11

ろ

ローレル指数 14

小児看護実習クイックノート

2018年5月2日　　第1版第1刷発行	監　修　池西　靜江
2024年7月24日　　第1版第9刷発行	著　者　四俣　芳子
	発行者　有賀　洋文
	発行所　株式会社　照林社
	〒112-0002
	東京都文京区小石川2丁目3-23
	電　話　03-3815-4921（編集）
	03-5689-7377（営業）
	https://www.shorinsha.co.jp/
	印刷所　大日本印刷株式会社

- ●本書に掲載された著作物（記事・写真・イラスト等）の翻訳・複写・転載・データベースへの取り込み、および送信に関する許諾権は、照林社が保有します。
- ●本書の無断複写は、著作権法上の例外を除き禁じられています。本書を複写される場合は、事前に許諾を受けてください。また、本書をスキャンしてPDF化するなどの電子化は、私的使用に限り著作権法上認められていますが、代行業者等の第三者による電子データ化および書籍化は、いかなる場合も認められていません。
- ●万一、落丁・乱丁などの不良品がございましたら、「制作部」あてにお送りください。送料小社負担にて良品とお取り替えいたします（制作部☎0120-87-1174）。

検印省略（定価はカバーに表示してあります）
ISBN978-4-7965-2429-2
©Shizue Ikenishi,Yoshiko Yotsumata/2018/Printed in Japan

■身体発育の平均値（男児）

年・月齢	身長(cm)	体重(kg)	頭囲(cm)	胸囲(cm)
出生時	48.7	2.98	33.5	31.6
0年1〜2月未満	55.5	4.78	37.9	37.5
2〜3	59.0	5.83	39.9	40.0
3〜4	61.9	6.63	41.3	41.8
4〜5	64.3	7.22	42.3	42.9
5〜6	66.2	7.67	43.0	43.7
6〜7	67.9	8.01	43.6	44.2
7〜8	69.3	8.30	44.1	44.7
8〜9	70.6	8.53	44.6	45.0
9〜10	71.8	8.73	45.1	45.4
10〜11	72.9	8.91	45.5	45.6
11〜12	73.9	9.09	45.9	45.9
1年0〜1月未満	74.9	9.28	46.2	46.1
1〜2	75.8	9.46	46.5	46.4
2〜3	76.8	9.65	46.8	46.6
3〜4	77.8	9.84	47.0	46.9
4〜5	78.8	10.03	47.3	47.1
5〜6	79.7	10.22	47.4	47.3
6〜7	80.6	10.41	47.6	47.6
7〜8	81.6	10.61	47.8	47.8
8〜9	82.5	10.80	47.9	48.0
9〜10	83.4	10.99	48.0	48.3
10〜11	84.3	11.18	48.2	48.5
11〜12	85.1	11.37	48.3	48.7
2年0〜6月未満	86.7	12.03	48.6	49.4
6〜12	91.2	13.10	49.2	50.4
3年0〜6月未満	95.1	14.10	49.7	51.3
6〜12	98.7	15.06	50.1	52.2
4年0〜6月未満	102.0	15.99	50.5	53.1
6〜12	105.1	16.92	50.8	54.1
5年0〜6月未満	108.2	17.88	51.1	55.1
6〜12	111.4	18.92	51.3	56.0
6年0〜6月未満	114.9	20.05	51.6	56.9